Neue Allgemeinmedizin

Herausgegeben von
Robert N. Braun und Frank H. Mader

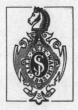

Uwe Goering

Beratungsproblem Kinder und Jugendliche

Mit einem Geleitwort von Burghard Stück

Mit 26 Abbildungen und 8 Tabellen

Springer-Verlag
Berlin Heidelberg New York
London Paris Tokyo
Hong Kong Barcelona
Budapest

Dr. med. Uwe Goering
Böheimstein 4, 91257 Pegnitz
Bundesrepublik Deutschland

Reihenherausgeber:
Prof. Dr. Robert N. Braun
Lützowgasse 6/3/21, A-1140 Wien

Dr. med. Frank H. Mader
Talstraße 3, 93152 Nittendorf
Bundesrepublik Deutschland

ISBN-13:978-3-540-56626-7

Die Deutsche Bibliothek – CIP-Einheitsaufnahme
Goering, Uwe: Beratungsproblem Kinder und Jugendliche: mit 8 Tabellen/
Uwe Goering. – Berlin; Heidelberg; New York; London;
Paris; Tokyo; Hong Kong; Barcelona; Budapest: Springer,
1993
  (Neue Allgemeinmedizin)
  ISBN-13:978-3-540-56626-7   e-ISBN-13:978-3-642-78184-1
  DOI: 10.1007/978-3-642-78184-1

Die Wiedergabe von Gebrauchsnamen, Handelsnamen, Warenbezeichnungen usw. in diesem Werk berechtigt auch ohne besondere Kennzeichnung nicht zu der Annahme, daß solche Namen im Sinne der Warenzeichen- und Markenschutz-Gesetzgebung als frei zu betrachten wären und daher von jedermann benutzt werden dürften.

Produkthaftung: Für Angaben über Dosierungsanweisungen und Applikationsformen kann vom Verlag keine Gewähr übernommen werden. Derartige Angaben müssen vom jeweiligen Anwender im Einzelfall anhand anderer Literaturstellen auf ihre Richtigkeit überprüft werden.

Umschlaggestaltung: Design Concept, Emil Smejkal, Heidelberg
Satz: K+V Fotosatz GmbH, Beerfelden
19/3130-5 4 3 2 1 0 – Gedruckt auf säurefreiem Papier

Geleitwort

Dieses Buch ist kein Lehrbuch. Es ist auch kein Lernbuch im eigentlichen Sinn. Und doch kann der Arzt, der Kinder in eigener Praxis behandeln will, viel aus ihm lernen; denn es gibt die Erfahrungen eines seit vielen Jahren tätigen Kinderarztes im Praxisalltag wieder.

Am Ende seiner Ausbildung hat der Arzt zwar gelernt, eigenverantwortlich zu arbeiten, jedoch nicht selbständig tätig zu sein. In der Klinik hat er vorwiegend kranke Kinder untersucht, mehr oder weniger komplizierte Erkrankungen diagnostiziert und behandelt und damit Kenntnisse gesammelt, die auch im Praxisalltag wichtig sind. Doch wie viele Ärzte haben sich schon in der Klinik ausführlich mit der Durchführung von Früherkennungsuntersuchungen und von präventiven Maßnahmen beschäftigt? Wie oft wurden sie von Eltern über Tragehilfen, Schuhpaßformen oder Schulprobleme angesprochen? Wie viele Hausärzte haben Eltern über Schutzimpfungen beraten?

Diese im Praxisalltag für Kinder, Eltern und Arzt so wichtigen Probleme werden in diesem Buch angesprochen und aus der Erfahrung des Autors diskutiert. Die regelmäßig häufigen Krankheitsbilder werden problem- bzw. organorientiert geschildert. Auch hier soll kein Lehrbuchwissen vermittelt werden, sondern es geht um die praxisbezogene Darstellung von Diagnostik und Therapie. Die Grenzen der ambulanten Betreuung werden aufgezeigt.

Dieses Buch ist jedem Arzt, der Kinder behandeln will, zu empfehlen. Lehrenden sollte es als Richtschnur für eine kinderorientierte, praxisnahe Ausbildung dienen.

Berlin, September 1993

Professor Dr. med. Burghard Stück
Universitätsklinik Rudolf Virchow
Kinderklinik Wedding

Vorwort

Kinder sind in der Allgemeinpraxis alltägliche Klienten. Insbesondere dort, wo kein Kinderarzt in der Nähe niedergelassen ist, betreut der Allgemeinarzt auch viele Kinder. Der Anteil der 0–14jährigen wurde im unausgelesenen Krankengut einer Monopol-Allgemeinpraxis mit rund 16% errechnet, d.h. jeder 6. Patient war ein Kind.

Ohne Frage stehen sich Allgemeinarzt und Kinderarzt in einem Wettbewerb um diese Patientengruppe gegenüber. Es wäre aber unrealistisch anzunehmen, daß alle Kinder und Jugendlichen ausschließlich von Kinderärzten betreut werden könnten. Das Bestreben beider Arztgruppen, welche die Basisversorgung der Bevölkerung sicherstellen, muß dahin gehen, sich in gegenseitigem Respektieren um eine qualitativ hochstehende Versorgung der Patienten zu bemühen. Der Kinderarzt weiß, daß Kinder und Jugendliche auch vom Kollegen Allgemeinarzt betreut werden. Er muß aber auch wissen, daß dieser Kollege ein verläßlicher Partner ist, der seine eigenen fachlichen Grenzen sehr wohl kennt.

Die Folge sollte eine enge Kooperation in der Betreuung der Kinder- und Jugendlichen sein, insbesondere bei Problemen, die Spezialisierung und Können erfordern, das sich der Allgemeinarzt angesichts des rasant ansteigenden Wissens natürlich nur in beschränktem Umfang anzueignen vermag.

Dieser Kooperation dient das vorliegende Buch. Es soll und kann kein „Lehrbuch der Kinderheilkunde für den Allgemeinarzt" sein. Vielmehr ist es als Entscheidungshilfe gedacht, beispielsweise *abwendbar gefährliche Verläufe/AGV* möglichst frühzeitig zu erkennen. Daneben werden bewährte diagnostische und therapeutische Konzepte vorgestellt, die daran erinnern sollen, daß Kinder keine kleinen Erwachsenen sind. Das erfordert deshalb neben viel Einfühlungsvermögen oft auch ein unterschiedliches Vorgehen im Vergleich zum Erwachsenen.

Das vorliegende Buch hält sich in seiner Gliederung an die berufstheoretischen Forschungsergebnisse von R. N. Braun. Das unausgelesene Krankengut in der Praxis des Allgemeinarztes weist eine gesetzmäßige Verteilung der Fälle auf. Durch dieses „*Fälleverteilungsgesetz*" wissen wir, was in der Allgemeinpraxis regelmäßig häufig vorkommt. In dieser Abhandlung werden nur diejenigen Krankheiten, Krankheitsbilder und Symptome erörtert, die für die kindlichen und jugendlichen Patienten von Bedeutung sind.

Da dieses Buch, wie erwähnt, kein Lehrbuch sein soll, wird auf die Diagnostik nur dort tiefer eingegangen, wo es sinnvoll erscheint, an wichtige Punkte zu erinnern, oder wo die Zuordnung einer Symptomatik zu einem Krankheitsbild erleichtert werden kann. Der hohe Stellenwert der „*Programmierten Diagnostik*", die erstmals von Braun 1976 in Buchform publiziert wurde und 1990 in zweiter Auflage erschien, kann nur unterstrichen werden. Auf die entsprechenden *„Standards" (Handlungsanweisungen)* wird immer wieder verwiesen.

Übernommen wurde im vorliegenden Buch auch die *„Fachsprache"* für die Allgemeinpraxis, die logischerweise im Rahmen der berufstheoretischen Forschung entwickelt wurde.

Es erscheint ungewöhnlich, als Kinderarzt ein Buch zu schreiben, das sich vorwiegend an Allgemeinärzte wendet. F. H. Mader hatte mich vor Jahren für die „practica-Fortbildung" zum Thema „Beratungsproblem Kinder in der Allgemeinpraxis" gewonnen. Nach mittlerweile zahlreichen Seminaren bedurfte es letztlich nur eines kleinen Anstoßes zu versuchen, den Seminar-Inhalt schriftlich zu fixieren. Viele Erkenntnisse und Erfahrungen verdanke ich F. H. Mader und R. N. Braun, die mich bei der Gestaltung hervorragend berieten und unterstützten. Den Mitarbeitern des Springer-Verlags möchte ich für die Geduld und Hilfe bei der Erstellung danken.

Vordergründig ist das Buch meine Leistung. Im Hintergrund bleiben meine Helferinnen in der Praxis, ferner Frau Hanisch sowie mein Freund W. Schlüter. Ohne die Hilfe meiner Frau wäre ich überhaupt nicht ausgekommen. Ihnen allen danke ich an dieser Stelle besonders herzlich.

Mein letzter Dank gilt Herrn Prof. B. Stück, der sich spontan bereit erklärt hatte, das Geleitwort zu verfassen.

Pegnitz, September 1993   Uwe Goering

Inhaltsverzeichnis

B Die Fälle

A Praxisalltag

1 Besonderheiten bei der Untersuchung von Kindern, spezielle Untersuchungsmethoden

Die Untersuchung von Kindern unterscheidet sich in vielerlei Hinsicht von der bei Erwachsenen. Beiden ist, zumindest beim ersten Kontakt, die Angst vor dem Neuen und Unbekannten gemeinsam. Es muß also das Bestreben des Arztes sein, diese Angst überwinden zu helfen, damit nicht hemmende Barrieren die Untersuchung erschweren.

Erschwert wird die Untersuchung für den Ungeübten noch dadurch, daß die kleinen Patienten ihre Beschwerden nicht aussprechen und Schmerzen noch nicht exakt lokalisieren können. Kinder sind zwar keine „kleinen Erwachsenen", was die Übertragbarkeit von Wissen aus der Erwachsenenmedizin angeht, aber unsere Werkzeuge zur Untersuchung sind im Prinzip die gleichen; sie müssen nur den anatomischen, physiologischen und auch psychologischen Gegebenheiten der unterschiedlichen Altersstufen gerecht werden.

Deshalb stelle ich dieses Kapitel „Besonderheiten" voran, denn die aufgeführten Punkte sind für den Kinderarzt zwar selbstverständlich, in der Allgemeinpraxis, wo Kinder nur einen Teil der Patienten ausmachen, können sie jedoch „Besonderheiten" darstellen.

1.1 Werkzeug

1.1.1 Untersuchungsplatz

Der Untersuchungsplatz für Kinder hat in der Praxis eine zentrale Bedeutung. Er muß so gestaltet sein, daß die Untersuchung zügig und ruhig ablaufen kann, ohne daß sich das Kind ängstigt und ohne daß es friert.

Ich empfehle, Säuglinge und Kinder bis zu 2 Jahren auf einem relativ hoch liegenden Untersuchungstisch zu untersuchen (Abb. 1). Die Höhe des Tisches hängt von der Körpergröße des Untersuchers ab. Das Ziel ist, daß die Kinder, wenn sie sitzen können, sich mit ihrem Gesicht annähernd in Gesichtshöhe des Untersuchers befinden.

Der Vorteil liegt darin, daß sich der Arzt nicht über das Kind beugen muß und sozusagen „den Himmel verdunkelt". Die Untersuchung wird weniger angstbeladen, und schließlich schont diese Haltung den Rücken des Arztes, da er sich zur Inspektion von Ohren und Nasen-Rachen-Raum nicht dauernd vorbeugen muß (Abb. 2).

Ein Kind, das abgelenkt ist und keine Zeit hat, Angst zu entwickeln, läßt sich naturgemäß besser untersuchen als ein abwehrendes, ängstliches Kind.

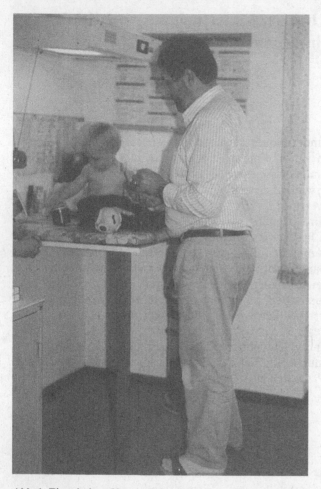

Abb. 1. Ein erhöhter Untersuchungstisch mit separater Lichtquelle und seitlich integrierten Wärmestrahlern erleichtert die Untersuchung von Säuglingen

Darum empfiehlt sich, an diesem Untersuchungsplatz verschiedene Spielzeuge für jede der hier untersuchten Altersstufen anzubieten. Ein spielendes Kind läßt sich nicht nur leichter untersuchen, sondern man kann über die Spielsachen optimal mit dem Kind kommunizieren, Abwehrreaktionen und Schmerz einfacher und sicherer voneinander trennen.

Zum äußeren Wohlbefinden gehört nicht zuletzt eine wohligwarme Atmosphäre. Mit speziellen Heizstrahlern wird der Platz so angewärmt, daß die Kinder entspannt sind und nicht durch eine Kältemißempfindung von vornherein jede Maßnahme des Untersuchers abwehren.

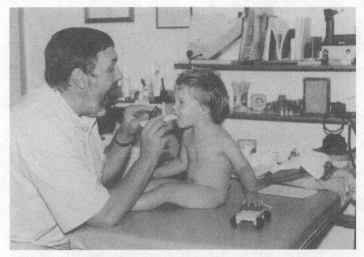

Abb. 2. Die Untersuchung auf der Höhe des Untersuchers nimmt Ängste

1.1.2 Stethoskop

Das Stethoskop ist ein sehr wichtiges Hilfsmittel für unsere Untersuchungen. Schließlich ist der überwiegende Teil unserer Beratungen und Gespräche ein Resultat unserer Sinneswahrnehmungen. Dazu gehört, daß wir optimal hören können. Leider ist es noch immer so, daß viele Kollegen diesem Instrument nicht die nötige Aufmerksamkeit schenken und dadurch einfach schlechter hören. Die Qualität der Übertragung hängt wesentlich von der Konstruktion des Stethoskops und von den physikalischen Eigenschaften der Membranen und Schläuche ab. Es lohnt sich, in einem Fachgeschäft ein „Probehören" mit verschiedenen Stethoskopen durchzuführen und den Kauf vom Hörergebnis und nicht vom Preis abhängig zu machen. Für Säuglinge und Kleinkinder braucht man kleinere Stethoskope, weil die Auflagefläche kleiner sein muß (Abb. 3). Wenn das Gerät beispielsweise nicht optimal der Thoraxwand anliegt, erfolgt zwangsläufig ein Informationsverlust. Der Trichter sollte grundsätzlich einen Gummirand aufweisen; damit vermeidet man das Kältegefühl des blanken Metalls. Zweckmäßigerweise wärmt man die Membrane vor der Auskultation mit der eigenen Handfläche etwas an.

1.1.3 Lampen und Spatel

Zur Untersuchung von Mund, Nasen-Rachen-Raum und Ohren werden die gleichen Hilfsmittel benutzt wie bei Erwachsenen. Es werden ggf. spezielle Aufsätze und Zusatzgeräte angewendet, die den besonderen anatomischen Verhältnissen angepaßt sind.

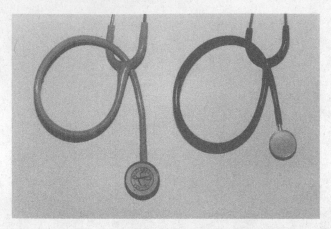

Abb. 3. Größenvergleich der Membran eines Säuglings- und Erwachsenenstethoskops

Bei den Spateln reichen für fast alle Untersuchungen Holzmundspatel. Nur zur Beurteilung von Veränderungen an Zunge und Wangenschleimhaut benötigt man Glasspatel oder gelochte Zungenspatel nach Brunings.

1.1.4 Blutdruckmeßgerät

Obwohl die elektronischen Blutdruckmeßgeräte heute sehr ausgereift sind, wird bei Säuglingen und Kleinkindern besser ein Manometer herkömmlicher Art benutzt (Abb. 4). Die Elektronik reagiert zu empfindlich auf Bewegungen und Muskelzuckungen. Die Werte werden dadurch zu ungenau.

1.1.5 Einfache Testmaterialien

Zur körperlichen Untersuchung von Säuglingen und Kleinkindern gehört auch die Überprüfung von Sinnesleistungen und die Bestimmung jeweils altersabhängiger Funktionsleistungen. Dazu kann man sehr einfache Mittel einsetzen. Voraussetzung ist, daß der Arzt über die einzelnen Lebensabschnitte und die dazu gehörigen Entwicklungsstufen gut informiert ist. Bei Verdacht auf eine Entwicklungsverzögerung sollte ein Kinderarzt zugezogen werden.

Sehen

Sehprüfungen bei Säuglingen können schon mit einfachen Hilfsmitteln vorgenommen werden. Mit der Lampe wird die Reaktion auf Lichtreiz überprüft. Bunte Gegenstände werden bis zu einem Alter von etwa 8 Wochen nur bemerkt, wenn sie in das Blickfeld gehalten werden. Das Kind muß den langsam bewegten Gegenstand mit den Augen wenigstens bis zur Mittellinie verfolgen.

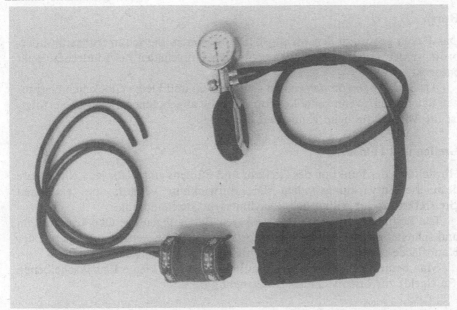

a

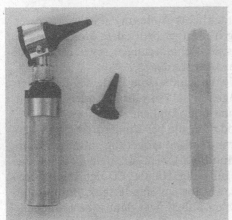

b

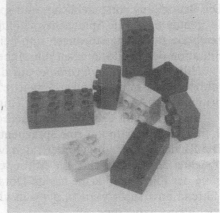

c

Abb. 4. a Blutdruckmeßgerät mit auswechselbarer Manschette für Kleinkinder, **b** Lampe mit aufgesetztem Ohrtrichter, **c** mehrfarbige Legosteine als einfache Testmaterialien

Im Alter von 3 Monaten sollen die Kinder vorgehaltenen Gegenständen mit beiden Augen folgen.

Bei älteren Kindern werden Sehtafeln mit kindgerechten Symbolen angewendet. Mit 3 1/2 bis 4 Jahren sind apparative Sehtests durchführbar. Bunte Bauklötzchen ermöglichen orientierende Farbsinnuntersuchungen.

Hören

Das Hören gehört zu den wichtigsten Funktionen, die schon frühzeitig überprüft werden müssen. Noch immer werden Hörschäden bei Kindern zu spät entdeckt.

Als *Screeningmethoden* eignen sich Rasseln und kleine Glöckchen bei jungen Säuglingen. Wenn keine Reaktion auf die angebotenen Geräusche erfolgt, ist die Vorstellung beim Kinderarzt angezeigt.

Greifen und Fühlen

Hinsichtlich der Funktion des Greifens und Fühlens gibt es für jede Altersstufe definierte Entwicklungsstadien. Die Entwicklung verläuft vom einfachen Greifreflex bis zur willkürlich koordinierten Greifhandlung.

Die Reifung beginnt mit den gröberen Bewegungen der Oberarmmuskeln und schreitet nach distal zur Hand fort. Gegenstände werden anfangs mit der Handfläche ergriffen, später mit den Fingerspitzen und dem Daumen.

Man benutzt einen Greifring, Bauklötzchen und kleine Plastikscheibchen (Spielgeld) zur orientierenden Untersuchung.

Sprechen

Die Beurteilung vorsprachlicher und sprachlicher Äußerungen ist sehr schwer. Es genügt nicht, die Sprachentwicklung isoliert zu beurteilen. Hörstörungen, zerebrale Bewegungsstörungen und geistige Behinderungen sowie die soziale Situation des Kindes müssen mit einbezogen werden.

Hilfreich sind *Bildersymbole*, auf die die Kinder zum Ende des 1. Lebensjahres bereits mit sinnvollen Silben reagieren sollten („br-br" oder „brumm-brumm" für Auto, „wau-wau" für Hunde oder ähnliche Tiere usw.).

Ries [117] gibt eine Screeningmethode an, die bei Kindern zwischen dem 2. und 4. Lebensjahr auf eine Sprachentwicklungsverzögerung hinweisen kann: Die Kinder werden aufgefordert, den Mund ganz weit aufzureißen. Dabei beobachtet der Untersucher die Mitbewegung der Hände. Erfolgt keine Spreizung der Finger und keine leichte Dorsalflexion im Handgelenk, muß weiterführend untersucht werden, denn in vielen Fällen liegt dann eine Sprachentwicklungsverzögerung vor.

Wer nur gelegentlich Kinder untersucht, sollte nach meinem Dafürhalten die Kinder zu den vorgesehenen *Früherkennungsuntersuchungen* einem Kinderarzt vorstellen. Über das Vorsorgeprogramm hinaus ist der gesamte Entwicklungsstand des Kindes generell exakt zu dokumentieren. Die alleinige Befragung der Eltern über den Entwicklungsstand ihres Kindes ergibt nur in den seltensten Fällen ein tatsachengerechtes Ergebnis.

Tuberkulintestung

Nach wie vor gehören regelmäßige Tuberkulintestungen zum Standard hausärztlicher Betreuung von Kindern. Sie werden insgesamt sicher viel zu wenig und oftmals leider auch nicht sachgerecht durchgeführt.

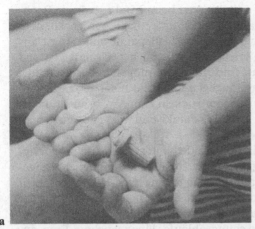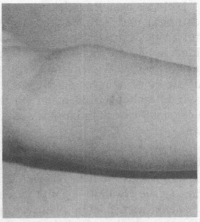

a b

Abb. 5. a Tuberkulin-Teststempel und **b** normal positiver Test bei BCG-geimpftem Kind

Die epidemiologische Situation erfordert, daß wenigstens einmal pro Jahr ein Tuberkulintest angelegt werden sollte. Als Screeningmethode haben sich die *Stempeltests* bewährt. Die Wahl des Tests wird durch seine Sicherheit bestimmt. Diese ist nach meinen Erfahrungen am größten bei den Teststempeln, die mit metallischen Dornen arbeiten.

Weiterhin ist für das Ergebnis des Tests die **korrekte Durchführung** entscheidend: Der Stempel wird in die gestraffte Haut gedrückt und muß nun um nahezu 90° verdreht werden. Nur so ist auch gewährleistet, daß das am Stempel haftende Tuberkulin in der Haut verbleibt. Nach korrekter Anwendung sollen die 4 Einstichstellen und der Stempelrand auf der Haut zu sehen sein. Die Einstichstellen dürfen nicht bluten.

Das Ergebnis ist positiv, wenn nach 72 h mindestens eine Induration nachzuweisen ist. Eine alleinige Rötung der Einstichstellen wird als negativer Ausfall bewertet (Abb. 5).

Nach einer BCG-Impfung soll der Test positiv ausfallen. Der Impferfolg wird 3 Monate nach der Impfung dokumentiert.

Merke: Impflinge mit negativen Stempeltests müssen zur exakten Befunderhebung mit dem intrakutanen Test nach Mendel-Mantoux in der Stärke GT 100 nachuntersucht werden, ob tatsächlich keine Tuberkulinkonversion stattgefunden hat. Dies gilt auch für ältere Kinder mit zurückliegender Impfung!

1.2 Körperliche Untersuchung

Der körperlichen Untersuchung kommt beim ärztlichen Handeln eine zentrale Position zu. Dabei strebt der Arzt einen möglichst hohen Informationsgewinn an. Stets sind aber die Eindrücke und die Situation der untersuchten Kinder zu bedenken.

Mehr als beim Erwachsenen muß sich der Arzt beim Kind auf eigene Beobachtungen und Befunde stützen. Damit Kinder untersucht werden können, müssen sie Vertrauen zum Untersucher haben und entspannt ohne Angst das Handeln und die fremde Umgebung erleben. Die fachlichen Grundlagen und das notwendige Wissen sind erlernbar. Einfühlungsvermögen und Verständnis für die Empfindungen der Kinder sind dagegen mit Fleiß nicht zu erarbeiten; es sind Begabungen, die man freilich weiterentwickeln kann. Wer Kinder untersucht, muß jedenfalls imstande sein, schnell Kontakt und Vertrauen zu gewinnen.

Kinder werden grundsätzlich völlig entkleidet untersucht. Am schwierigsten ist die Diagnostik **beim Säugling.** Die Untersuchung muß möglichst angenehm gestaltet werden. Neben Wärme der Umgebung (vgl. A1.1.1) braucht man − wie erwähnt − einige Gegenstände, mit denen das Kind spielen oder abgelenkt werden kann. Natürlich spricht der Arzt mit dem Kind mit ruhiger Stimme und vermeidet hektische Bewegungsabläufe. Unangenehme Prozeduren wie Ohrenspiegelung, Racheninspektion oder die Prüfung abdomineller Schmerzreaktionen legt man an das Ende der Untersuchung. Hier bewährt sich die programmierte Untersuchung, denn intuitive Diagnostik bei Säuglingen ist unsystematisch, manchmal sprunghaft; dabei ist die Gefahr, wichtige Untersuchungsschritte zu vergessen, groß.

Bei älteren Kindern hängt der Untersuchungserfolg wesentlich von der Herstellung eines Vertrauensverhältnisses ab. Grundsätzlich falsch ist die oft geübte Praxis, sich − v.a. sprachlich − unter das intellektuelle Niveau des Kindes zu begeben.

Die Kinder dürfen grundsätzlich nicht belogen werden! Es schadet, wenn man sich hinterrücks mit der Spritze nähert. „Tut gar nicht weh“, ist oft gelogen. „Tut ein bißchen weh“, wird dagegen von Kindern durchaus akzeptiert, v.a. dann, wenn man anschließend ihre Tapferkeit lobt.

Von der Ängstlichkeit, der Mitarbeit und vom Alter des Kindes hängt es ab, ob auf der Untersuchungsliege, im Sitzen auf dem Schoß der Mutter oder auch gelegentlich im Stehen untersucht wird. Wer hier dem Kind nicht entgegenkommt, begibt sich der Chance, ein Vertrauensverhältnis aufzubauen.

Bei älteren Kindern muß man nicht selten vom Grundsatz abweichen, nur im entkleideten Zustand zu untersuchen. Oftmals fühlen sich ganz entblößte Kinder schutzlos und verstärken ihre Abwehrhaltung.

Schulkinder und Kinder in der Pubertät besitzen ein ausgeprägtes Schamgefühl und werden oft durch diesen „Zwang“ unnötig verletzt.

1.2.1 Wiegen und Messen

Das regelmäßige Wiegen und Messen der Kinder sollte nicht nur bei den Vorsorgeterminen erfolgen. Gewichts- und Längenentwicklung werden in *Somato-*

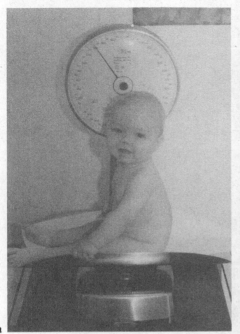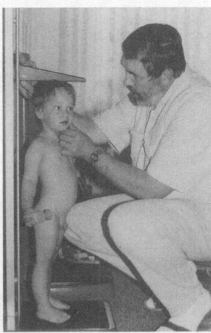

a   b

Abb. 6. a Wiegen und **b** Messen grundsätzlich völlig unbekleidet

gramme übertragen. Auf diese Weise zeigen sich frühzeitig Abweichungen von der Norm oder Sprünge in der Entwicklung, die auf Störungen der Gesundheit hinweisen kann (Abb. 6).

1.2.2 Inspektion und Palpation

Inspektion und Palpation müssen selbstverständlich immer behutsam und gründlich erfolgen.

Es genügt nicht, den Habitus abzuschätzen. Haltung, Verformungen, Atemtyp, Ängstlichkeit, Blässe, Hautausschläge oder Exanthem, Schleimhautveränderungen, Bewegungsabläufe, Augenform und -stellung sowie die Ohrenspiegelung gehören zur vollständigen „Durchsicht" des Körpers.

Bei der Palpation beurteilt man Trockenheit oder Feuchtigkeit der Haut, die Temperatur, die Beweglichkeit und die Konturen der Gelenke, Lymphknoten, Hernien, den Puls, abdominelle Tumoren oder schmerzhafte Bereiche. Kalte Hände, hastiges Vorgehen und eine forcierte Befunderhebung führen bei Kindern rasch zu einer Abwehrhaltung, die zielgerichtete Untersuchungen unmöglich machen können (Abb. 7 und 8).

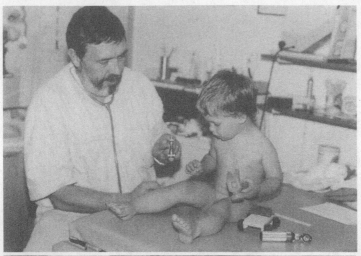

a

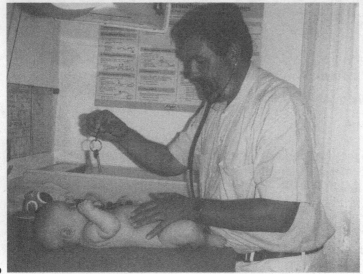

b

Abb. 7 a, b

1.2.3 Perkussion und Auskultation

Perkussion und Auskultation des Thorax weisen bei Säuglingen und Kleinkindern einige Besonderheiten auf.

Die Perkussion der Säuglinge erfolgt im Liegen. Wenn Kinder schon sitzen können, muß auf eine „Hohlkreuzhaltung" geachtet werden, damit die Leber nicht nach oben drängt und eine Dämpfung im rechten Unterfeld vortäuscht. Bei leiser Perkussion sind auch die Lungenspitzen beim ruhigen Säugling festzustellen. Es ist daran zu denken, daß sie infolge des physiologischen Zwerchfellhochstandes höher liegen als beim größeren Kind.

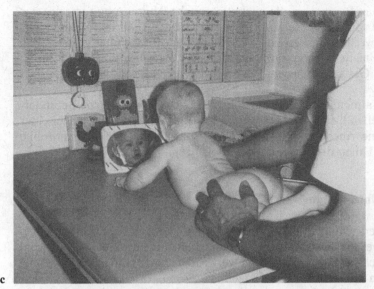

c

Abb. 7a–c. Ablenkung erleichtert die Untersuchung

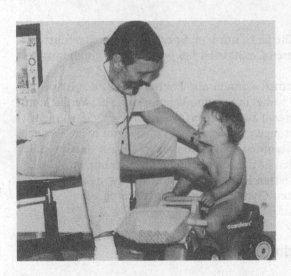

Abb. 8. Unorthodoxe Untersuchungsmethoden erleichtern den Zugang

Die perkutorische Bestimmung der Atemverschieblichkeit ist wegen der hohen Atemfrequenz nur in Ausnahmefällen möglich. Schalldifferenzen sind nur bei exakt symmetrischer Körperhaltung verwertbar.

Die Auskultation der Lunge von Säuglingen erfordert Kennerschaft. Das normale Atemgeräusch von Säuglingen und Kleinkindern ist schärfer, härter und klarer als beim Erwachsenen. In den meisten Fällen ist auch das Exspirationsgeräusch zu hören (pueriles Atemgeräusch). Bei stärkerer Verschleimung des Nasen-Rachen-Raumes ist die auskultatorische Abgrenzung fortgeleiteter Rasselgeräusche von den Rasselgeräuschen der Lunge schwierig. In diesen Fällen helfen Lagewechsel, insbesondere die Bauchlage, manchmal weiter.

Wenn man eine tiefe Inspiration beim Säugling erreichen möchte, läßt man die Mutter das Gesicht anpusten. Das führt in aller Regel zu einem vollen Atemzug.

Kleinkinder atmen manchmal nur sehr flach. Das erschwert die Befunderhebung. Hier helfen kleine Tricks, etwa das „Auspusten" der Lampe oder einer Feuerzeugflamme. Auch das Spiel mit einem Windrädchen oder einem Mobile kann in diesen Fällen die Auskultation erleichtern.

1.2.4 Rektale Untersuchung

Die rektale Untersuchung muß bei älteren Kindern äußerst behutsam durchgeführt werden, weil sie diese als besonders unangenehm empfinden. Es ist wohl selbstverständlich, daß ein Gleitmittel verwendet wird. Untersucht wird bei kleinen Kindern mit dem fünften Finger.

1.2.5 Vaginale Untersuchung

Die vaginale Untersuchung sollte m. E. nur vom Spezialisten durchgeführt werden. Eine Inspektion des äußeren Genitale ist bei jeder Früherkennungsuntersuchung obligat.

Bei Mädchen aller Altersstufen können alle Erkrankungen des Erwachsenenalters vorkommen. Darum ist bei ihnen eine Vaginoskopie bei Verdacht auf eine Erkrankung im Genitalbereich zwingend erforderlich. Nach Terruhn [161] ist sie immer indiziert bei Blutungen, Bildern von Vulvovaginitiden, Verdacht auf Fremdkörper, Tumoren, Traumen und Anomalien. Wegen der speziellen anatomischen und funktionellen Situation ist diese Untersuchung im Regelfall vom kindergynäkologisch versierten Kinderarzt, vom Kindergynäkologen oder vom entsprechend ausgerüsteten Gynäkologen durchzuführen.

1.3 Apparative Untersuchungen

1.3.1 Hörtests

Ein wichtiges Gerät bei der Untersuchung von Kindern ist ein *Kinderaudiometer*. Um eine Hörstörung auszuschließen, reicht die Prüfung auf Umgangs- und Flüstersprache bei weitem nicht aus. Geräte, mit denen Kinder untersucht werden können, werden von verschiedenen Herstellern angeboten. Meist findet die Tatsache, daß diese Geräte spätestens alle 2 Jahre nachzueichen sind, zu wenig Beachtung.

1.3.2 Sehtests

Auch Sehtests lassen sich mit Geräten bei Kindern durchführen. Die Neugier der Kinder überwiegt in der Regel und hilft, Ängste vor dem Apparat zu überwinden. *Sehtestgeräte* für Kinder müssen kindgerechte Symbole verwenden; sie ersetzen nicht die Vorstellung beim Augenarzt, wenn leichtere Störungen nachgewiesen wurden.

1.3.3 EKG

Ist der Allgemeinarzt nicht einschlägig geschult und erfahren, sollte ein EKG vom Kinderarzt oder Kinderkardiologen angefertigt oder zumindest ausgewertet werden. Die physiologische Variationsbreite des Kurvenbildes im Kindesalter setzt spezielles Wissen und Kennerschaft voraus.

1.3.4 Sonographie

Die Sonographie im Kindesalter erfordert, wie beim Erwachsenen, stets eine selbstkritische Anwendung. Die Vielzahl der Lehrbücher und Veröffentlichungen zur Sonographie im Kindesalter legt nahe, daß diese Untersuchung vom Spezialisten durchgeführt wird.

1.3.5 Röntgenuntersuchungen

Röntgenuntersuchungen im Kindesalter erfordern spezielles Wissen, Können und eine besondere Ausrüstung. Da die Kinder oft noch nicht ruhig liegenbleiben, müssen sie bei vielen Aufnahmen gut fixiert werden. Für Lungenaufnahmen ist eine atemgesteuerte Aufnahmeauslösung unerläßlich.

Die Anfertigung und Auswertung der *Röntgenaufnahme* eines Kindes sollte ein kinderradiologisch weitergebildeter Arzt vornehmen. Nur so können unnötige Aufnahmen (z. B. Nasennebenhöhlenaufnahmen bei Kindern unter 3 Jahren) oder Fehlinterpretationen (z. B. vergrößerter Herzschatten bei Thymushyperplasie) vermieden werden. *Durchleuchtungen* werden nur beim Kinderradiologen vorgenommen.

1.4 Laboruntersuchungen

Laboruntersuchungen sind bei Kindern natürlich genauso indiziert wie bei Erwachsenen. Wichtig ist die Kenntnis der Normalwerte für die einzelnen Altersstufen.

1.4.1 Blutentnahme

Die Blutentnahme stellt denjenigen, der sie bei Kindern nur selten durchführt, oft vor erhebliche Probleme. Ich halte es für keine Schande, wenn Kinder zu derartigen Untersuchungen zum Kinderarzt überwiesen werden; in meinen Augen beweist es eher Kompetenz.

Auch zur Blutentnahme müssen Kinder ausreichend fixiert werden, wobei allzu festes Halten in aller Regel die Abwehrreaktionen verstärkt und die Abnahme erschwert. In vielen Fällen ist es besser, das Blut in ein Röhrchen tropfen zu lassen, als es direkt in einer Spritze aufzunehmen.

Bei pastösen Kindern bereitet die Venenpunktion große Probleme.

Tip

Wenn keine Kopfvene gefunden wird, kann im Bereich des gestauten Handrückens oder in der Ellenbeuge mit 1 oder 2 Tropfen Nitratlösung (Nitromack) eine gute Gefäßerweiterung erzielt werden.

1.4.2 Uringewinnung

Die Uringewinnung bei Kindern ist ungleich schwieriger als bei Erwachsenen. Für die Diagnostik und die Behandlungskontrolle bei Harnwegserkrankungen ist die Urinuntersuchung jedoch sehr wichtig.

In den letzten Jahren sind zwar verschiedene Hilfsmittel auf den Markt gekommen, dennoch ist es schwierig, von Säuglingen und Kleinkindern sauberen Urin für die Untersuchung zu bekommen. Das Auffangen des *Spontanurins in Klebebeuteln* ist mit erheblichen Fehlermöglichkeiten belastet. Daher sind nach Olbing folgende Regeln zu beachten:

- Den Kindern reichlich Flüssigkeit anbieten.
- Das äußere Genitale gründlich zu waschen.
- Den Klebebeutel richtig zu befestigen.
- Wenigstens alle 15 min prüfen, ob eine Miktion erfolgt ist.
- Den Urin innerhalb von 30 min in die Praxis bringen.

Voraussetzung für dieses Vorgehen sind verständige Mütter. Man kann davon ausgehen, daß normale Ergebnisse einen behandlungsbedürftigen Befund ausschließen. Pathologische Befunde sind zu kontrollieren.

In allen zweifelhaften Fällen ist die *Katheterisierung mit Einmalkathetern* oder die suprapubische Blasenpunktion indiziert. Da die Punktion durch den Geübten gefahrloser ist als die Katheterisierung, empfiehlt sich, diese Kinderärzten zu überlassen.

2 Früherkennungsuntersuchungen und andere präventive Maßnahmen

Seit den 60er Jahren wird zunehmend Gewicht auf die verschiedenen Vorsorgeprogramme gelegt. Mittlerweile sind sie ein fester Bestandteil der ärztlichen Tätigkeit geworden. Früherkennungs- oder Vorsorgeuntersuchungen sind programmierte Untersuchungen, die nach den gültigen „Richtlinien" durchzuführen sind; sie dienen der Früherkennung von Krankheiten [13, 163, 170].

Eine Früherkennungsuntersuchung ist nur dann durchgeführt, wenn alle vorgeschriebenen Einzeluntersuchungen erfolgt sind und dokumentiert wurden. Es ist unzulässig, einzelne Programmpunkte von anderen Ärzten erbringen zu lassen. Die Richtlinien schreiben vor, daß Früherkennungsuntersuchungen nur von dem/der durchgeführt werden sollen, der/die die vorgesehenen Leistungen aufgrund seiner/ihrer Kenntnisse und Erfahrungen auch wirklich erbringen kann.

Die Verantwortung, darüber zu urteilen, ob die eigene Qualifikation ausreicht, liegt letztendlich beim durchführenden Arzt selbst. Jeder ist aufgerufen, sich kritisch zu prüfen, ob er den Anforderungen gerecht werden kann.

2.1 Körperliche Untersuchung

2.1.1 Die Früherkennungsuntersuchungen U2 – U9

Die Basisfrüherkennungsuntersuchung U1 wurde hier bewußt ausgenommen, da sie in aller Regel vom Geburtshelfer erbracht wird, also nur selten eine Leistung in der Praxis ist.

Zur Durchführung der Früherkennungsuntersuchung selbst sind einige Voraussetzungen unabdingbar:

- Der Untersuchungsplatz muß warm und angenehm sein.
- Die Beleuchtung muß optimal sein; bei Kunstlicht sollen keine Einzellampen verwendet werden.
- Die Kinder müssen untersucht werden, ohne daß sie gerade gefüttert sind oder gegessen haben, sie dürfen aber auch nicht hungrig und müde sein.
- Die Untersuchung muß ruhig, ohne Hektik und zielstrebig erfolgen.

Alle auffälligen Befunde werden festgehalten, ggf. kontrolliert oder durch weiterführende Untersuchungen abgeklärt. Jede Früherkennungsuntersuchung ist im wesentlichen in jeweils 3 Abschnitte gegliedert:

- erfragte Befunde,
- erhobene Befunde,
- Ergebnis.

Die Erhebung der Vorgeschichte ist eine Grundvoraussetzung ärztlicher Untersuchung und Beratung. Nun muß bei den Kinderfrüherkennungsuntersuchungen in einem Punkt gewisse Kritik geübt werden, und zwar an der Frage nach der Entwicklung des Kindes:

Viele Mütter neigen dazu, die Entwicklung ihres Kindes als normal anzusehen, nicht zuletzt schon deshalb, weil sie sich dieses ja auch wünschen. Eine andere Gruppe von Müttern ist überbesorgt und neigt zur Auffassung, die Entwicklung sei nicht zufriedenstellend.

Damit eine objektive Beurteilung erfolgen kann, die die Gefahr von Entwicklungsrückständen ausschließt, wird in vielen Fällen zusätzlich zur Früherkennungsuntersuchung eine weiterführende Entwicklungsdiagnostik notwendig sein. Wir müssen uns immer vor Augen halten, daß sich die Kinder trotz aller Bemühungen unsererseits in einer Ausnahmesituation befinden: Die unbewußte Anspannung der Mutter, weil sich ihr Kind quasi auf dem „Prüfstand" befindet, überträgt sich notwendigerweise auf die Kinder. Selbst einfache Funktionen und Verhaltensweisen, die üblicherweise beherrscht werden, können deshalb während der Untersuchung nicht beobachtet werden. Die Befragung allein führt aus den oben erwähnten Gründen jedoch zu oft zu unzuverlässigen Ergebnissen.

Den erhobenen Befunden liegt eine eingehende Untersuchung zugrunde. Sie umfaßt die Körpermaße, die Haut, die Brustorgane, die Bauchorgane, die Geschlechtsorgane, das Skelettsystem, die Sinnesorgane, die Motorik und das Nervensystem.

Bei der 8. und 9. Untersuchung kommen Harntests hinzu. Außerdem ist bei diesen beiden letzten Untersuchungen darauf zu achten, daß auch das Hören und Sehen, bei der U9 auch das Stereosehen, die Sprache und die Visuomotorik zwingend überprüft werden müssen.

Für die Untersuchung des Stereosehens eignen sich die Titmusfliege und der Lang-Stereo-Sehtest. Beide sind im Fachhandel erhältlich.

Die Sprache wird auf Sprachstörungen (Fehler in der Grammatik und Satzbildung), auf Aussprachestörungen (Stammeln oder Stottern) und auf das Sprachverständnis überprüft.

Die Artikulation wird mit wenigstens 12 Begriffen aus der „Möhring-Lauttreppe" erfaßt (Abb. 9):

– Dreirad,	– Trommel,
– Fisch,	– Schwein,
– Schmetterling,	– Schnecke,
– Stuhl,	– Strumpf,
– Schlüssel,	– Schrank,
– Knopf,	– Zwerg.

Zulässig sind 2 Aussprachefehler; bei 3 und mehr Aussprachefehlern ist die Überweisung zu einem Logopäden erforderlich.

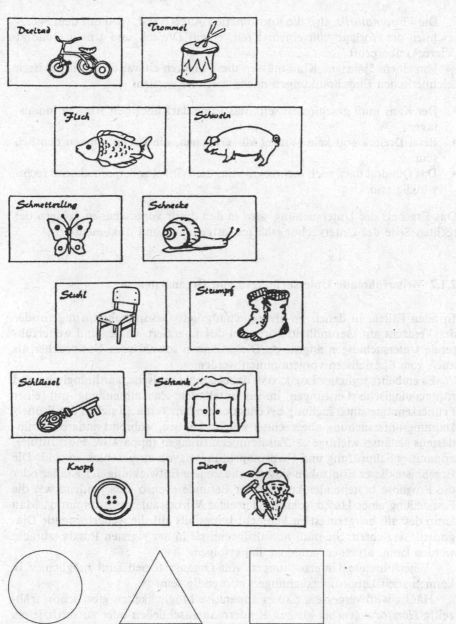

Abb. 9. Motive aus der Möhring-Lauttreppe, Vorlage zur Visuomotorik

Die *Visuomotorik*, also die Koordination Auge-Hand, wird mit dem Nachzeichnen der Vorlage von einem Kreis, einem Dreieck und einem Quadrat (Viereck) überprüft.

Von einem 5jährigen Kind müssen diese Figuren einwandfrei mit gewissen zeichnerischen Einschränkungen nachgezeichnet werden:

- Der Kreis muß geschlossen sein, das Ende darf über den Anfang hinausragen.
- Beim Dreieck soll kein Winkel 90° erreichen, die Ecken müssen deutlich sein.
- Das Quadrat darf auch rechteckig sein, die Winkel sollen annähernd rechtwinklig sein.

Das Ergebnis der Untersuchung wird in den dafür vorgesehenen Feldern der rechten Seite des Untersuchungsheftes festgehalten und dokumentiert.

2.1.2 Weiterführende Untersuchungen von Organsystemen

In allen Fällen, in denen im Untersuchungsheft Gesundheitsstörungen oder der Verdacht auf Gesundheitsstörungen dokumentiert wurde, sind weiterführende Untersuchungen angezeigt. Diese können sowohl vom Untersucher als auch vom Spezialisten vorgenommen werden.

Es entbehrt jeglicher Logik, daß dabei sonographische, kardiologische und röntgenologische Leistungen im unmittelbaren Zusammenhang mit einer Früherkennungsuntersuchung bei entsprechendem Verdacht neben der Früherkennungsuntersuchung abgerechnet werden können, während andere − mindestens genauso wichtige − Zusatzuntersuchungen (apparative Hörprüfung, apparative Sehprüfung und Farbsinnprüfung) davon ausgeschlossen sind! Die Ergebnisse dieser Kontrollen sind für die weitere Entwicklung der Kinder oder die Prognose bestehender krankhafter Befunde ebenso entscheidend wie die Feststellung einer Hüftdysplasie oder einer Wirbelsäulenverkrümmung. Man kann deshalb bei geringstem Verdacht keinesfalls auf die weiterführende Diagnostik verzichten. Sie muß notfalls, wenn sie in der eigenen Praxis erbracht werden kann, an einem anderen Tag erfolgen.

Weiterführende Untersuchungen von Organsystemen sind möglich, z.B. können auch Laboruntersuchungen notwendig sein.

Häufig wird vergessen, daß es apparative Möglichkeiten gibt, schon frühzeitig *Hörstörungen* bei kleinen Kindern auszuschließen oder zu verifizieren. Dies ist für die Prognose der Hörstörung von außerordentlicher Wichtigkeit. Wer nur relativ selten Kinder untersucht, sollte diese Untersuchung grundsätzlich vom Kinderarzt oder Spezialisten durchführen lassen. Nur so werden spätere Behinderungen vermieden.

Prinzipiell das gleiche gilt für die apparative Beurteilung des Sehaktes. Der Aufwand der Anschaffung eines Gerätes lohnt sich nur dann, wenn auch eine regelmäßige Nutzung erfolgt. Eine Validität des Untersuchungsergebnisses erzielt man nicht durch den Apparat an sich, sondern nur durch das Beherrschen einer Methode.

2.1.3 Weiterführende funktionelle Untersuchungen

Hierunter verstehe ich in erster Linie die wichtigsten psychomotorischen Funktionen, die neurokinesiologische Diagnostik nach Vojta und die Entwicklungsuntersuchungen nach den Denver-Skalen.

Diese Untersuchungen werden immer dann erforderlich, wenn z. B. die Mutter mit der Entwicklung des Kindes nicht zufrieden ist, aber auch bei auffälligen Befunden wie Hypotonie, Hypertonie, Bewegungsarmut, Bewegungsunruhe und konstanten Asymmetrien. Selbstverständlich müssen auch Befunde weiter abgeklärt werden, die als Rückstand in der Gesamtentwicklung des Kindes anzusehen sind, z. B. fehlendes Verfolgen mit den Augen, fehlendes Greifen oder Abstützen und mangelnde Kopfkontrolle.

Die übersichtlichen Darstellungen der „Münchner Funktionellen Entwicklungsdiagnostik" [187], der „Neurokinesiologischen Diagnostik nach Vojta" [188] oder der „Denver-Skalen" verführen dazu, daß auch der weniger Geübte Untersuchungen und Beurteilungen durchführt, von denen er annimmt, daß sie diesen Standards entsprechen. *Ich möchte davor nachdrücklich warnen!* Die Beurteilung der Ergebnisse verlangt Schulung und Kennerschaft, und der Allgemeinarzt sollte sich nicht scheuen, solche Kinder dem Kinderarzt in der Nachbarschaft zur Abklärung vorzustellen. Es wäre genauso falsch, dies zu unterlassen, in der Meinung: „Man kann ja doch wenig tun, also warten wir erst einmal ab."

Diese Untersuchungen helfen, spätere Benachteiligungen zu verhindern, da wir heute in der Lage sind, die entsprechenden therapeutischen Konsequenzen zu ziehen, die bei leichteren Störungen fast immer eine Normalisierung, bei schweren Ausfällen eine erhebliche Verbesserung der Fähigkeiten der betroffenen Kinder erzielen lassen.

2.1.4 Spezielle Präventionsmaßnahmen

Vitamin-D-Prophylaxe und Fluoridgabe

Vitamin D und Fluorid gehören heute zum Standard der Vorsorgemaßnahmen, die alle Kinder bis zur Vollendung des 2. Lebensjahres erhalten sollten (vgl. A 5.1).

Der Wert beider Substanzen zur Rachitis- und Kariesvorbeugung ist unbestritten. Zweckmäßigerweise verordnet man ein Kombinationspräparat in Form von D-Fluoretten oder Fluor-Vigantoletten, wobei eine Vitamin-D-Dosis von 500 E in der Regel ausreicht.

Problematisch können manchmal Eltern sein, die extreme Anhänger alternativer Behandlungsmethoden sind. Es ist schwer, mit ihnen darüber zu disku-

Tabelle 1. Fluoridgaben

Lebensalter	Fluoridgehalt des Trinkwassers		
	≤ 0,3 mg/l	0,3 – 0,7 mg/l	> 0,7 mg/l
Säuglinge, Kleinkinder bis zum 2. Geburtstag	0,25 mg	–	–
Kinder zwischen 2. und 4. Geburtstag	0,5 mg	0,25 mg	–
Kinder zwischen 4. und 7. Geburtstag	0,75 mg	0,5 mg	–
Kinder ab dem 7. Geburtstag	1,0 mg	0,5 mg	–

tieren, daß praktisch alle Neugeborenen nördlich der Alpen rachitisgefährdet sind. Unüberwindlich ist oft die Schranke „synthetischer Stoff". Obwohl bislang kein Wissenschaftler den Nachweis angetreten hat, daß Moleküle eine Seele haben, lehnt der angesprochene Personenkreis bekanntlich fast alle „synthetischen" Präparate ab. Hier kann man auf alternative Vitamin-D-Präparate ausweichen, vorausgesetzt, sie besitzen einen definierten Substanzgehalt und sind entsprechend exakt dosierbar.

Jenseits des 2. Lebensjahres hat sich die Gabe von Fluorid bis zum 16. Lebensjahr zur Kariesvorbeugung bewährt. Bei der Dosierung sind Lebensalter und der örtliche Fluoridgehalt des Trinkwassers zu berücksichtigen (Tabelle 1).

Es gehört zur Aufklärung der Patienten, daß diese tägliche Fluoridgabe eine ausgewogene Ernährung, gesunde Ernährungsgewohnheiten und regelmäßiges Zähneputzen nicht ersetzt.

Jodsalz [65, 82, 105]

Deutschland ist nach den Definitionen der Weltgesundheitsbehörde (WHO) ein Jodmangelgebiet Grad II. Das bedeutet, daß konsequenterweise die regelmäßige Jodaufnahme gesteigert werden muß, um eine Jodmangelstruma zu verhindern. Die Verwendung von jodiertem Salz reicht nicht aus, diese Mangelsituation wesentlich zu verbessern. Es wird empfohlen, in den Ernährungsplan mehr Seefisch aufzunehmen, um das Defizit auszugleichen.

Auch diese Maßnahme ist in vielen Fällen unzureichend. Bei Jodmangel ist eine tägliche Gabe von 100 µg Jod notwendig, um eine Jodmangelstruma zu verhindern. Da diese Menge bei uns nicht über die üblichen Lebensmittel aufgenommen werden kann, bleibt nur die lebenslange tägliche Jodgabe von 100 µg Jod.

2.2 Verhinderung von Haltungsschäden [5, 11, 32, 165]

In diesem Abschnitt sollen nur jene Maßnahmen angesprochen werden, die die gesunden Kinder betreffen. Auf die speziellen Maßnahmen bei Fehlbildungen, neuromuskulären Grunderkrankungen oder nach Traumen wird hier verzichtet.

Unter **Haltungsschäden** versteht man allgemein Folgen, die durch Veränderungen der Wirbelsäule entstehen. Diese Veränderungen und Abweichungen vom Normalen treten während des gesamten Wachstumsalters auf. Wenn man sich vergegenwärtigt, daß der Band- und Halteapparat und die knöchernen Strukturen sich erst entwickeln müssen, dann wird schnell klar, welche möglichen Gefahren bestehen, die zu Abweichungen führen können. Diese Abweichungen führen nicht generell zu so ausgeprägten Störungen, daß automatisch in späteren Jahren auch Beeinträchtigungen des Wohlbefindens zu erwarten sind. Wir wissen andererseits aber auch, daß viele degenerative Prozesse und vorzeitige „Abnutzungserscheinungen" ihre Ursache in der frühen Kindheit haben.

Deshalb kommt der Prävention von Haltungsschäden eine große Bedeutung zu.

Die erste Gefahr für die kindliche Wirbelsäule ist die *Matratze* des Kinderbettes [73, 87]. Zur Vermeidung der Säuglingsskoliose hat man schon frühzeitig erkannt, daß die Schräglage der Säuglinge vermieden werden muß. Man weiß heute, daß auch die harte Matratze einen pathologischen Druck auf den Thorax und die Wirbelsäule ausübt, der skoliosebegünstigend wirkt. Die Matratze im 1. Lebensjahr muß mittelweich sein. Dies gilt zusammen mit der Empfehlung, die Kinder ausgewogen in Rücken-, Bauch- und Seitenlage zu lagern. Die Vorzugslagen führen schnell zu Abflachungen der druckbelasteten Körperseite bis hin zur entsprechenden Abflachung des Hinterkopfes. Daraus entstehen nicht nur die eben beschriebenen anatomischen Veränderungen. Säuglinge, die derartige Vorzugshaltungen einnehmen, nehmen auch häufig die „entfernte" Hand nicht genügend nach vorn. Die ganze Entwicklung läuft „einhändig" ab, ein Effekt, der für die spätere Feinmotorik der zurückgebliebenen Seite von außerordentlichem Nachteil ist.

Eine zweite Gefahr für die Wirbelsäule ist die heute weitverbreitete *Wippliege* (Abb. 10). Dieses Gerät ist zwar mittlerweile so konstruiert, daß die Rückenpartie derartig versteift ist, daß der früher beobachtete Sitzbuckel nicht mehr so leicht entsteht. Aber solange die Kinder noch nicht frei sitzen können − und nur solange tolerieren sie die Wippliege − fallen sie nach kurzer Zeit in sich zusammen und rutschen in eine Position, die zu einer S-förmigen Skolioschaltung der Wirbelsäule führt. Wenn die Kinder stundenlang in solchen „Aufbewahrungsgeräten" verbringen, ist die bleibende Haltungsdeformität vorprogrammiert.

Auch in diesem Fall muß auf die Gesamtentwicklung des Kindes eingegangen werden. Kinder in der Wippe können nur das tun und aufnehmen, was ihnen angeboten und hingereicht wird. Es ist ihnen unmöglich, sich abzuwenden oder zu versuchen, ein heruntergefallenes Spielzeug aufzunehmen. Ich weise

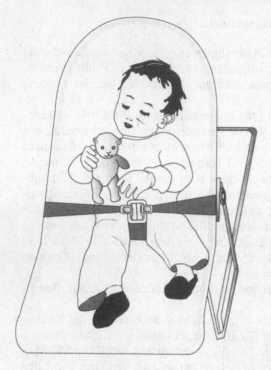

Abb. 10. Die Wippliege fördert Wirbelsäulenverkrümmungen und erzieht zur Passivität

die Eltern immer darauf hin, daß diese Kinder schon im 1. Lebensjahr eine „Fernsehzuschauermentalität" entwickeln: Sie werden passive Zuschauer eines zwangsweise angebotenen Programms, mit dem einzigen Unterschied zum späteren Fernsehen, daß sie nur ein einziges Programm sehen, nämlich das, was in ihrem Blickfeld gerade abläuft!

Die Entwicklung des Menschen ist von seiner Neugier geprägt! Das heißt, er muß einerseits gedrängt sein, etwas Neues oder Interessantes zu erkennen, und er muß andererseits immer wieder versuchen, etwas Entferntes zu erreichen. Diese Chance müssen wir den Kindern geben; in der Wippliege nehmen wir sie ihnen.

Die nächste eingreifende Situation ist die Schule mit ihren Sitzmöbeln. Obwohl es seit langem entsprechende Empfehlungen gibt, sitzen Kinder immer noch zu oft auf den falschen Stühlen und an den falschen Tischen. Es kann gar nicht sein, daß eine Konfektionsgröße der *Schulmöbel* für die Gesamtzahl aller Schüler einer Klasse paßt. Hier müssen wir Ärzte aufklärend wirken, Eltern, Elternbeirat und Lehrer immer wieder entsprechend beraten, damit die Größenunterschiede der Kinder für ihren Arbeitsplatz berücksichtigt werden. Dasselbe gilt natürlich für den häuslichen Bereich, wo die Kinder allzu oft am Eßtisch ihre Hausaufgaben erledigen müssen. Die Beine baumeln vom viel zu hohen Stuhl ins Leere, und das Auge ist viel zu nah am Arbeitsblatt, weil der Tisch ebenfalls zu hoch ist.

Auch der *Schulranzen* (vgl. A 7.5) muß in die Überlegungen zur Verhinderung von Haltungsschäden einbezogen werden. Da ist zunächst auf das Gesamtgewicht zu achten. Viele Kinder schleppen unnötige Dinge sinnlos mit sich herum. Hinzu kommt, daß zwar die Entwicklung der Schulranzen erfreulicherweise zum leichteren und verkehrssichereren Gerät hin sehr weit fortgeschritten ist. Leider haben aber viele Ranzen einen Tragegriff an der Oberseite, so daß er mit der Hand getragen werden kann. Viel zu häufig kann man Kinder sehen, die den Ranzen mit der Hand schleppen, den Rücken zur Gegenseite geneigt, damit das Gewicht ausgeglichen wird und der Ranzen nicht am Boden schleift. Gerade hier kommt den Lehrern oder anderen Aufsichtspersonen eine präventive Verantwortung zu, die auch genutzt werden muß!

2.3 Verhinderung von Fußschäden

Die Verhinderung von Fußschäden erscheint mir eine ärztlicherseits vernachlässigte Maßnahme, wobei mir klar ist, daß unsere Appelle an Eltern leider oft ungehört verhallen, insbesondere dann, wenn diese Appelle finanzielle Folgen haben.

Wir gehen heute davon aus, daß bei der Geburt nur 5% aller Kinder Fußdeformitäten aufweisen. Im Erwachsenenalter haben nur noch weniger als die Hälfte der Menschen gesunde Füße. Das kann nur damit zusammenhängen, daß in den Jahren, in denen sich der Fuß entwickelt, Ereignisse eintreten, die die ungestörte natürliche Entwicklung erheblich negativ beeinflussen. Mit anderen Worten, die meisten Kinder werden mit falschem oder unzureichendem Schuhwerk versorgt.

Der Schuh ist heute ein modischer Kultgegenstand und erst in zweiter Linie ein funktionsgerechter Gebrauchsgegenstand. So selbstverständlich das klingt, muß doch daran erinnert werden, daß wir Schuhe nur zum Schutz gegen Kälte, Nässe und Schmutz benötigen. Das bedeutet, ein Kind braucht in der Wohnung überhaupt keinen Schuh. Ein Kinderfuß ist dauernd in Bewegung. Bewegung produziert Wärme, und diese muß abgestrahlt werden können. Im Schuh ist dies weniger gut möglich als in leichten Strümpfen oder Socken.

Wenn Kinder laufen lernen, werden ihnen oft „Lauflernschuhe" angezogen. Nun wissen wir, daß man das Laufen selbstverständlich genausogut und schnell ohne Schuhe lernt. Die Anforderungen an diesen Schuh sind also auf andere Punkte zu richten als den suggestiven Begriff „Lernschuh". Der Schuh muß gut passen, Länge und Weite müssen stimmen. Sein Material muß so beschaffen sein, daß er wohl stützt, er darf aber nicht die möglichen Bewegungen behindern. Das bedeutet Geschmeidigkeit von Sohle und Obermaterial. Kinder entwickeln zunächst bekanntlich einen Zehenspitzengang. Wenn die Ferse des Schuhwerks zu hart gestaltet ist, drückt und reizt sie notwendigerweise im Achillessehnenbereich.

Aus diesem Grund empfehle ich für Kleinkinder im häuslichen Bereich nur Socken, ggf. mit Gumminoppen an der Sohle, die ein Rutschen auf glatten Böden verhindern.

Bei Kindern, die schon laufen können, und deshalb Schuhe für den Aufenthalt im Freien benötigen, ist das Anpassen des Schuhs nach dem *Weitenmaß-system (WMS)* zwingend erforderlich. Erne Maier kommt das Verdienst zu, hier wesentliche Grundlagenforschung und Entwicklungsarbeit geleistet zu haben.

Mit dem Weitenmaßsystem können fast alle Kinderfüße richtig versorgt werden. Dem System liegen Normleisten zugrunde, wobei für jede Länge ein weiter, ein mittlerer und ein schmaler Schuh gearbeitet werden kann. Die deutsche Schuhindustrie hat dieses System für ihre Kinderschuhe eingeführt. Leider nimmt der Marktanteil dieser qualitativ hochwertigen Schuhe zugunsten billiger und für den Kinderfuß schlechter Schuhe eher ab. Es gehört zu unserer Aufgabe, das Schuhwerk der Kinder mit zu beurteilen und den Eltern qualifizierte Ratschläge zu erteilen. (Dazu gibt es kostenloses Informationsmaterial über das Deutsche Schuhinstitut in Frankfurt und von der deutschen Schuhindustrie.)

Es gibt ein sehr gutes Fußmeßgerät, mit dem sich der passende Schuh bestimmen läßt (Abb. 11), sowie Meßbänder, mit denen man aufzeigen kann, daß ein Schuh nicht die „richtige" Größe hat. Nur wenn wir darauf achten, wird sich der noch weiche und deformierbare Kinderfuß nicht wie eine Schnecke in einem unpassenden Schuh zusammenziehen, sondern im richtigen Schuh ungestört und normal entwickeln.

Die Bereitschaft der Eltern, etwas mehr Geld für passende Schuhe ihrer Kinder auszugeben, ist vorhanden. Aber wir müssen sie entsprechend aufklären [67, 75, 76, 77, 79, 104].

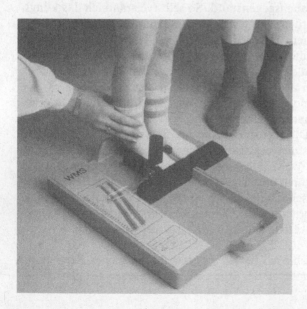

Abb. 11. Fußmeßgerät nach dem WMS-System

3 Die somatische Entwicklung, häufige Abweichungen und ihre Behandlung

Bei der Untersuchung von Kindern werden nicht nur Krankheitsbilder festgestellt und − falls notwendig − behandelt, sondern im Rahmen der Früherkennungsuntersuchungen wird auch beurteilt, ob sich das betreffende Kind normal entwickelt hat.

Nun wissen wir, wie schwer es sein kann, *Normalität* beim Erwachsenen zu attestieren, bestehen doch innerhalb des „Normalen" erhebliche Schwankungen. Diese Schwankungen bezeichnet man als **Variationsbreite**. Sie kann die unterschiedlichsten Ursachen haben, etwa genetische, rassische, klimatische oder soziale. Auch durchgemachte schwere Erkrankungen können Variationen verursachen.

Ungleich schwieriger ist die Bestimmung des „Normalen" beim Kind, denn hier haben wir es mit einem noch unfertigen, wachsenden und sich laufend weiterentwickelnden Individuum zu tun. Neben der somatischen Entwicklung entfalten sich die anderen Fähigkeiten, die in Abhängigkeit zum körperlichen Reifungszustand stehen.

Die Schwierigkeit der Beurteilung liegt wohl hauptsächlich darin begründet, daß aus der mathematisch abgeleiteten Normalverteilungskurve auf das medizinisch Normale rückgeschlossen werden soll. In vielen Fällen ist dies sicher unzutreffend, allerdings erleichtert es das Suchen nach Krankheit oder Abweichung vom Regelzustand.

In der Medizin wird üblicherweise mit *Perzentilekurven* gearbeitet, weil sie anschaulicher und übersichtlicher sind (Abb. 12). Mit ihrer Hilfe lassen sich Entwicklungssprünge nach unten oder oben einfacher erkennen als mit mathematischen Zahlen. Die 10er-Perzentile bedeutet, daß für einen Meßwert aus einem Kollektiv von 100 insgesamt 10 kleinere und 90 größere Werte vorliegen. Ein Wert auf der 90er-Perzentile bedeutet: 90 sind kleiner und 10 sind größer. Entsprechend gilt für die 50er-Perzentile: 50 sind größer und 50 sind kleiner.

Der Vorteil der Perzentilekurven fällt besonders bei Verlaufskontrollen ins Auge. Bei kontinuierlicher körperlicher Entwicklung verlaufen die Meßwerte immer entlang entsprechender Perzentilen. Jede diskontinuierliche Entwicklung verursacht „Sprünge" auf den Perzentilen, die entsprechende Aufmerksamkeit nach sich ziehen sollte.

3.1 Körperliche Entwicklung

Für eine erste Beurteilung, ob Länge und Gewicht dem Alter entsprechen, benutzt man zweckmäßigerweise Somatogramme. Sie erlauben die Feststellung

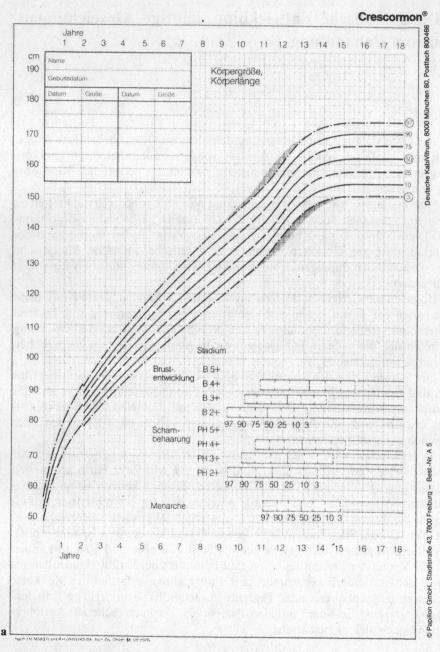

Abb. 12. Perzentilekurven für **a** Mädchen und **b** Jungen

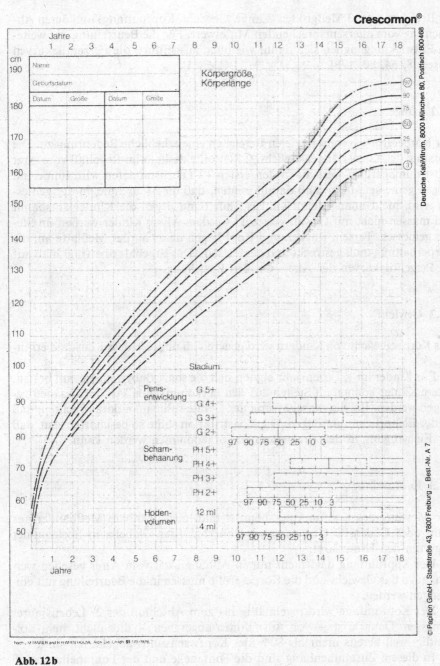

Crescormon®

Jahre

Körpergröße,
Körperlänge

Stadium

Penis-
entwicklung

Scham-
behaarung

Hoden-
volumen

Abb. 12 b

nach J. M. TANNER and R. H. WHITEHOUSE, Arch. Dis. Childh. **51** 170 (1976).

der Beziehung der 3 Meßgrößen (Länge, Gewicht, Kopfumfang) und deren Abweichung vom altersentsprechenden Mittelwert. Für die Beurteilung der weiteren Entwicklung eignen sich dann, wie oben ausgeführt, die Perzentilekurven besser [8, 64, 80, 178].

3.1.1 Länge

Der Körpergröße kommt in vielen Bereichen eine erhebliche Bedeutung zu. Die Messung der Körperlänge ist wichtig. Sie sollte deshalb im Regelfall vom Arzt selbst durchgeführt werden. In den ersten 12 Lebensmonaten wird immer im Liegen gemessen. Man muß darauf achten, daß die Meßschale, in der gemessen wird, nicht unangenehm kühl ist; nur dann liegen die Kinder entspannt und müssen nicht mit Gewalt gestreckt werden. Ältere Kinder werden im Stehen gemessen. Fersen, Rücken und Kopf liegen dabei an der Meßlatte an, die Körperhaltung muß gestreckt und gerade sein. Das Ergebnis überträgt man auf die Perzentilekurven der Alters-Größen-Beziehung.

3.1.2 Gewicht

Das Körpergewicht von Kindern wird generell im unbekleideten Zustand ermittelt.

Für Kinder im 1. Lebensjahr eignen sich die sog. „Babywaagen" am besten. Ältere Kinder können im Stehen auf den herkömmlichen Personenwaagen gewogen werden. Bei der Anschaffung der Geräte sollte man darauf achten, daß sie der Eichpflicht unterliegen. Die Konstruktion sollte so beschaffen sein, daß der Eichvorgang in den Praxisräumen vorgenommen werden kann.

3.1.3 Kopfumfang

Zur Messung des Kopfumfangs benutzt man nichtdehnbare Meßbänder aus Stahl oder Glasfaser. Gemessen wird oberhalb der Glabella in horizontaler Lage um den Hinterkopf.

Der Kopfumfang darf nicht nur in Abhängigkeit vom Alter gesehen werden, auch das Gewicht und die Körpergröße müssen in die Beurteilung mit einbezogen werden.

Der Kopfumfang wird regelmäßig bis zum Abschluß des 2. Lebensjahres gemessen. Danach ist − von Ausnahmen abgesehen − dies nicht mehr notwendig, weil bereits mehr als 80% des Kopfwachstums abgelaufen sind.

In diesem Zusammenhang sind die Fontanelle und der Fontanellenschluß anzusprechen. Beide weisen eine erhebliche Schwankungsbreite auf, so daß aus diesen beiden Phänomenen allein nicht auf krankhafte Befunde geschlossen werden kann. Die große Fontanelle schließt sich zwischen dem 6. und dem 24. Lebensmonat.

3.1.4 Zahnentwicklung des Milchzahngebisses

In vielen Lehrbüchern wird als durchschnittlicher Zahndurchbruchstermin der
6. Lebensmonat angegeben. Dies stimmt heute so nicht mehr: Bei etwa 50%
der Kinder hat sich der Dentitionstermin verschoben. Die Durchbruchstermine
wechseln für jeden Zahn; auch in der Reihenfolge des Durchbruchs beobachten wir heute erhebliche Schwankungen [172].

Den bei Geburt bereits durchgebrochenen Zahn bezeichnet man als *„Dens
natalis"* (vgl. B 8.1.2).

Die physiologische Zahnung beginnt ab dem 3. Lebensmonat. Neben dem
frühzeitigen Zahndurchbruch wird als deutlich selteneres Ereignis gelegentlich
auch ein verspäteter Zahndurchbruch beobachtet. Dabei kann es sich um eine
physiologische Variante, eine Zahnunterzahl, aber auch um eine bislang unent-
deckte Hypothyreose handeln. Dieser letzte Verdacht ist unbedingt auszuschließen.

Üblicherweise erfolgt der Zahndurchbruch des Milchgebisses paarweise.
Zuerst erscheinen die unteren Schneidezähne UR1/UL1, dann folgen
OR1/OL1, OR2/OL2, dann UR2/UL2, UR4/UL4, OR4/OL4, OR3/OL3,
UR5/UL5, UR3/UL3, OR5/OL5. Dabei bestehen zwischen den beiden Ge-
schlechtern nur geringfügige Unterschiede. Größere Abweichungen in der Rei-
henfolge des Durchbruchs sind keine Seltenheit (Abb. 13).

3.1.5 Zungen- und Lippenbändchen

Ein „angewachsenes" Zungenbändchen ist physiologisch. Bei den Vorsorgeuntersuchungen ist darauf zu achten, ob es evtl. die Motilität der Zunge ein-
schränkt. Üblicherweise findet mit der Sprachentwicklung eine Dehnung statt,
die die Beweglichkeit der Zungenspitze nicht behindert.

Nur sehr selten kann ein stärker ausgebildetes Zungenbändchen das Her-
ausstrecken der Zunge anhaltend behindern. In diesen Fällen ist die chirurgische Intervention — wie auch beim ausgeprägten Oberlippenbändchen — angezeigt.

3.2 Pubertätsentwicklung

Die Beurteilung der Pubertätsentwicklung erfolgt nach den von Tanner ange-
gebenen Kriterien [153].

Wesentlich häufiger stellt sich in der Praxis die Frage nach einer „normalen" Entwicklung bei Mädchen als bei Knaben. Noch immer ist diese Frage ein
„Tabuthema". Es müssen seitens der Eltern und Kinder noch erhebliche
Hemmschwellen überwunden werden. In den letzten Jahren hat sich glücklicherweise ein Wandel angebahnt, der die Kindergynäkologie aus ihrem Schat-
tendasein herausführt. Die Lücke in der Gesundheitsbetreuung der heranwach-

Oberkiefer

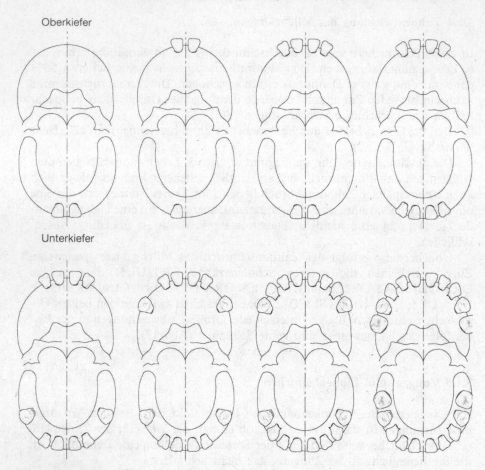

Unterkiefer

Abb. 13. Zahnungsschema

senden Mädchen ist schließbar geworden. Junge Mädchen kommen heute viel unbefangener mit ihren Fragen zu körperlicher Entwicklung, Sexualität, Kontrazeption und Genitalhygiene zum Arzt. Es gehört zu jeder gründlichen Untersuchung, daß auch das Genitale inspiziert wird. Wenn es jenseits des Säuglingsalters „normal" wäre, die Mädchen immer vollständig ausgezogen zu untersuchen und das Genitale zu inspizieren, würde die künstlich aufgebaute Hemmschwelle, die nichts mit natürlicher Scham zu tun hat, gar nicht erst errichtet.

Die Grenze zwischen frühzeitiger, normaler und vorzeitiger Pubertätsentwicklung ist biologisch nicht leicht zu ziehen. Man nimmt heute bei Mädchen ein Alter zwischen 9 und 14 Jahren und bei Knaben zwischen 10 und 15 Jahren als normalen Pubertätsbeginn an. Dabei müssen konstitutionelle Variationen in Betracht gezogen werden, die im Regelfall den möglichen Rahmen der Allgemeinpraxis sprengen. Die Abklärung, ob es sich um frühe normale oder vorzeitige Entwicklung handelt, sollte der Spezialist vornehmen.

3.3 Abweichungen von der Normalentwicklung

3.3.1 Untergewicht

Als Untergewicht oder **Dystrophie** wird eine Gewichtsabweichung nach unten von mehr als 10% vom Mittelwert altersentsprechend entwickelter Kinder bezeichnet. Beträgt diese Abweichung mehr als 20%, spricht man von **Magersucht**.

Kinder mit Untergewicht fallen durch schmale und zarte Extremitäten auf. Die Muskulatur und das Unterhautfettgewebe sind schlecht ausgebildet. Im Gegensatz zu Turgorverlusten bei Exsikkose-Bildern verstreichen die abhebbaren Hautfalten sofort wieder.

Als Ursache für ein **Untergewicht** kommen mehrere Faktoren in Frage. Mittels der programmierten Untersuchung [*Appetitlose Kinder-Standard* (Nr. 69)] und ggf. Verlaufskontrolle werden sich chronischer Nahrungsmangel, Fehlernährung, Störungen des Verdauungssystems, konsumierende Erkrankungen oder konstitutionelle Faktoren als Ursachen ermitteln lassen. Die Behandlung einer evtl. bestehenden Grunderkrankung wird zur Gewichtsnormalisierung führen.

Grundsätzlich muß bei untergewichtigen und magersüchtigen Kindern Mißhandlung ausgeschlossen sein. Ein besonderes Problem stellen die Kinder mit einer Pubertätsmagersucht – Anorexia nervosa – dar (vgl. B 12.8). Betroffen davon sind bekanntlich häufiger junge Mädchen und Frauen als Knaben. Diese Patient(inn)en müssen grundsätzlich stationär behandelt werden. Die Möglichkeiten des niedergelassenen Arztes bezüglich der diagnostischen und v.a. therapeutischen Maßnahmen reichen nicht aus, um gefährliche Verläufe abzuwenden.

3.3.2 Übergewicht

Wesentlich häufiger als untergewichtige beobachtet man übergewichtige Kinder (vgl. B 12.2.2). Als Übergewicht bezeichnet man Werte, die 10% über den Altersdurchschnittswerten liegen, eine **Adipositas** oder Fettsucht liegt bei 20% Überschreiten des Durchschnittswertes vor.

Die Feststellung einer Adipositas ist leicht; ungleich schwieriger ist die Reduzierung auf das Normalgewicht. Der Arzt steht oft vor schier unlösbaren Problemen, fehlt doch in vielen Fällen die Krankheitseinsicht, die Voraussetzung für ein entsprechend anderes Verhalten und Annehmen anderer Eßgewohnheiten ist.

Man kann nahezu pauschal postulieren, daß alle Diäten letztendlich versagen. Einzig Einsicht und Verständnis machen es möglich, daß sich die Einkaufs- und Eßgewohnheiten der ganzen Familie ändern, daß den betroffenen Kindern wirksam und dauerhaft geholfen werden kann. Als behandelnder Arzt muß man versuchen, derzeitige Trends zur „Vollwertkost" auszunutzen, denn nur der bewußte Umgang mit Lebensmitteln bringt anhaltenden Erfolg.

Das bedeutet, daß man sich selbst entsprechend kundig machen muß, und erfordert lange Aufklärungsarbeit. Ich halte es für notwendig, daß wir Ärzte diese Arbeit durchführen. Andernfalls bemächtigen sich kommerzielle Laieninstitutionen unserer Patienten, was nicht selten zu einer gefährlichen Entwicklung beiträgt, zur Einseitigkeit der Ernährung.

Die programmierte Diagnostik erfolgt mit dem *Adipositas-Standard* (Nr. 68).

3.3.3 Minderwuchs [16]

Als **Minderwuchs** wird die Verminderung des Längenwachstums um 10% oder mehr vom Altersdurchschnittswert bezeichnet. Es gilt rechtzeitig abzuklären, ob es sich um einen konstitutionell bedingten Minderwuchs handelt oder ob ein isolierter Mangel an Wachstumshormon die Ursache ist.

Bei Verdacht auf Minderwuchs sollte die Vorstellung beim Kinderarzt oder Kinderendokrinologen erfolgen. Neben der Längenentwicklung spielen für die Beurteilung das Knochenalter und die endokrinologische Situation eine entscheidende Rolle.

Diagnostisch sind weitere Ursachen – Chromosomenstörungen, angeborene Stoffwechselerkrankungen, chronische Erkrankungen, Syndrome und Skeletterkrankungen – auszuschließen.

Es ist wichtig, einen Minderwuchs frühzeitig abzuklären, denn je früher im Fall eines Wachstumshormonmangels die Substitutionstherapie beginnt, um so aussichtsreicher ist diese im Hinblick auf das Erreichen einer normalen Endgröße.

3.3.4 Großwuchs

Die Tatsache, daß ein Kind oder Jugendlicher mit seiner Körpergröße über der 97er Perzentile liegt, bedeutet nicht, daß es sich um einen pathologischen Großwuchs handelt.

Der **Groß- und Hochwuchs** stellt in vielen Fällen eine ähnliche Belastung dar wie der Minderwuchs. Neben familiär konstitutionellen Faktoren gehen endokrinologische Störungen, Chromosomenaberrationen und einige Syndrom-Bilder mit Hochwuchs einher.

Die Abklärung eines Hochwuchses und seiner eventuellen Behandlungsbedürftigkeit erfolgt beim Kinderendokrinologen. Bei einer erwarteten Endgröße, die bei Mädchen ab 185 cm und bei Knaben über 205 cm liegt, kann ein Wachstumsstopp mit Östrogenen bzw. Testosteron erzielt werden. Diese Behandlung ist nicht frei von Nebenwirkungen und wird nur in streng indizierten Fällen vom Spezialisten durchgeführt [16].

3.3.5 Pubertas tarda/Pubertas praecox [153]

Wenn zum üblichen durchschnittlichen Zeitpunkt die Zeichen der Pubertätsentwicklung ausbleiben **(Pubertas tarda)**, bestehen bei den betroffenen Jugendlichen beider Geschlechter – aber auch bei den Eltern – häufig Sorgen, es könnte sich um schwerwiegende gesundheitliche Störungen handeln.

Diese Patienten darf man nicht nach einer oberflächlichen Untersuchung damit vertrösten, es handle sich nur um eine Spätentwicklung, das gebe sich noch. Vielmehr ist aus psychologischen Gründen wie aus Gründen möglicher therapeutischer Konsequenzen die Abklärung unerläßlich. Es empfiehlt sich die Vorstellung beim Kinderarzt.

Ergeben die Befunde, daß die allgemeine Entwicklung und die Skelettentwicklung in einem Bereich bis zu 2 Jahren verzögert ist, kann man zuwarten. Ist dieser 2jährige Entwicklungsrückstand aufgeholt und 6 Monate später keine Pubertätsentwicklung eingetreten, sind weiterführende Untersuchungen beim Kinderendokrinologen angezeigt.

Die Grenzen zu früher normaler und vorzeitiger Pubertätsentwicklung (**Pubertas praecox**) sind schwer festzulegen. Der Zeitpunkt der normalen Pubertätsentwicklung wird für Mädchen zwischen 9 und 14 Jahren, bei Knaben zwischen 10 und 15 Jahren angegeben. Setzt die Entwicklung vorher ein, ist der Zeitpunkt als „verfrüht" zu bezeichnen.

Natürlich gibt es frühe normale Pubertätsentwicklungen, die keiner Behandlung bedürfen. Um diese von pathologischen Formen abzugrenzen, sollte die Vorstellung beim Kinderendokrinologen erfolgen.

3.4 Haltungsschäden, Deformitäten

3.4.1 Wirbelsäulenveränderungen [5, 67, 116]

Die Körperhaltung ist das Ergebnis der ineinandergreifenden Funktionen zahlreicher Gelenkverbindungen, Gliedmaßen, der beteiligten Bandapparate, Muskeln und nicht zuletzt der Wirbelsäule. Während die Schwerkraft abwärts zieht, wirken die aktiven Aufrichtungskräfte der Haltungsorgane entgegengesetzt. Das Ergebnis, die Haltung, ist ein Augenblickszustand, der sowohl die körperlich-seelische Situation als auch die Persönlichkeit und momentanen Bewegungszustände widerspiegelt. Die Wirbelsäule spielt für die Haltung wohl die bedeutendste Rolle, deshalb sollen in diesem Abschnitt vorwiegend Wirbelsäulenveränderungen angesprochen werden, die mit einigem Verständnis wohl vermeidbar wären.

Zum Verständnis sei an **die wichtigsten Entwicklungsabläufe** erinnert: Während der ersten Lebensmonate liegen die Kinder vorwiegend, danach beginnt die Zeit der Aufrichtung, die bis zum Schulalter mit der allmählichen Ausbildung der physiologischen Wirbelsäulenkrümmungen abläuft. In der anschließenden Phase beschleunigten Wachstums der Extremitäten und der Wirbelsäule bis etwa zum 7. Lebensjahr entstehen die endgültigen Wirbelsäulenkrümmungen. In der nachfolgenden Phase bis zur Pubertät folgt eine Zeit der Fülle mit vorwiegender Gewichtszunahme. Mit Beginn der Pubertät tritt wieder ein verstärktes Längenwachstum ein, das zunächst die Extremitäten stärker als den Rumpf betrifft. Mit 17 bis 18 Jahren schließlich ist die Entwicklung weitgehend abgeschlossen und die endgültige Haltung entwickelt.

Schon bei Betrachtung dieser Entwicklungsabschnitte wird deutlich, daß bei Entwicklungsverzögerungen mit negativen Auswirkungen auf die Haltung zu rechnen ist. Es wird ebenfalls deutlich, daß äußere Einflüsse die Haltung in diesen Phasen ungünstig beeinflussen können.

Mit Einführung der *Bauchlage beim Säugling* ist die Zahl der Schräglagedeformitäten mit den typischen Säuglingsskoliosen deutlich niedriger geworden. Dazu ist zu bemerken, daß die alleinige Bauchlage sicher nicht die anzustrebende Liegehaltung des Kindes sein soll, vielmehr sind Lagewechsel in einem ausgewogenen Verhältnis anzustreben.

Zwei „Geräte" gefährden in den ersten 12 Lebensmonaten die kindliche Wirbelsäule besonders, die Wippliege (vgl. A 2.2) und die Tragegurte.

Auch bei den **Tragegurten** sehe ich mehr Nachteile als Vorteile. Zwar gibt es immer neue Modelle, aber allen gemeinsam ist eine mehr oder weniger ausgeprägte Zwangshaltung, die vielleicht auch noch das Köpfchen einschließt und die beim Säugling vorherrschende Bauchatmung zwingend massiv erschwert.

Werden die Kinder in diesen Tragegurten längere Zeit getragen, erleidet der ganze Körper bei jedem Schritt eine relativ heftige Erschütterung, die durch den Halteapparat überhaupt nicht ausgeglichen werden kann. Es steht zu befürchten, daß wir in einigen Jahren negative Effekte auf die Zwischenwirbelscheiben bei den dann Erwachsenen registrieren müssen.

Während der Kleinkinderzeit und der nachfolgenden Schulzeit übt das Verharren in unphysiologischen Positionen im Kindergarten, in der Schule und am häuslichen Schularbeitsplatz den größten negativen Einfluß auf die kindliche Wirbelsäule aus.

Die *Bewegungseinschränkung* beginnt mit dem Kindergarten. Das reichhaltige Reizangebot der natürlichen Umwelt wird heute erheblich eingeschränkt und als „Programm" im Kindergarten ersatzweise durchgeführt. Nicht nur, daß die Füße, die sich nur ungestört durch Beanspruchung muskulär entwickeln können, in oft zu enge Schuhe gezwängt werden, nein, der Kinderrücken beugt sich über das Spielzeug, anstatt sich zu bewegen, zu robben, zu kriechen oder krabbeln. In der Gruppe müssen gewisse Zwänge ausgeübt werden. Die Kinder, die gerade eben gelernt haben zu laufen, werden zu sitzenden Individuen. So kann es nicht verwundern, daß bei der Einschulung die Hälfte der Kinder das Prädikat „haltungsschwach" erhalten. Sie sind demnach funktionell beeinträchtigt, untrainiert und leistungsschwach.

Mit der Einschulung setzt sich dieser Prozeß weiter fort. Dem *Bewegungsdrang* der Kinder wird mit Sitzzwang geantwortet. Früh schon beugt sich der Rücken, denn die früher geneigte Schreibfläche ist einer flachen Schreibfläche gewichen, der Kopf muß jetzt zum Lesen und Schreiben weit vorgeneigt werden. Das Übel wird verstärkt, wenn die Sitzordnung hufeisenförmig angelegt ist. Sie bedingt eine orthopädisch schlechte, einseitige Blickrichtung zum Lehrer mit zwangsläufig nachfolgenden Vorzugshaltungen, Verspannungen und Verkrümmungen.

Hier entsteht für den Hausarzt eine wichtige präventive Funktion. Durch immer wiederkehrende Aufklärung von Eltern, Kindergärtnerin und Lehrkraft muß eine Änderung angestrebt werden. Als Minimalprogramm sind stündliche Bewegungspausen mit geeigneten Übungen zu fordern. Reinhardt [116] folgert richtig:

Haltungsschulende Übungen bekämpfen nicht nur die gefürchteten Bewegungsmangelkrankheiten, die geradezu herangezüchtet werden, sie verbessern auch die Beziehung zwischen Lehrern und Schülern, bauen gewissermaßen psychologische Brücken und erweisen sich schließlich und endlich als Logopäde für die zunehmend verkümmernde *Körpersprache* (S. 827)

3.4.2 Fußdeformitäten [67, 75, 76, 104]

Bei Fußdeformitäten ist zwischen den angeborenen und den erworbenen Deformitäten zu unterscheiden.

Angeborene Störungen der Skelettanlage des Fußes sind selten, sie spielen in der Praxis des niedergelassenen Arztes keine große Rolle, werden sie doch bereits bei den Basisuntersuchungen in der Geburtsklinik festgestellt; und im Regelfall wird die Behandlung schon dort eingeleitet.

Das weitaus größere Problem stellen die **erworbenen Fußdeformitäten** dar. Immerhin finden sich bei einem guten Drittel aller Schulanfänger Verformungen und Fehlentwicklungen im Bereich der Füße. Hier liegt die große Aufgabe beim betreuenden Arzt, präventiv tätig zu werden. Leider muß man derzeit feststellen, daß dieses Betätigungsfeld – angesichts des oben Gesagten – bislang vernachlässigt worden ist.

Zur Durchführung einer optimalen Prävention gehört das Wissen um die physiologische Entwicklung des Kinderfußes. Erne Maier gebührt das Verdienst, hier immer wieder aufklärend zu wirken. Schon frühzeitig hat er zur Fußentwicklung beim Kleinkind und Schulkind Untersuchungsergebnisse und Längsschnittstudien veröffentlicht.

Der Kinderfuß wird in den ersten beiden Lebensjahren durch die Stellung von Ober- und Unterschenkel charakterisiert. Sie sind beim Säugling gebeugt, der Femur nach außen gedreht und abduziert. Die Kniescheibe ist schräg nach außen gedreht, und der Unterschenkel weist eine O-Krümmung auf. Dadurch sind die Füße dorsalflektiert, die Sohlen sind supinatorisch einander zugewandt.

Diese Ruhehaltung verschwindet mit zunehmender Aufrichtung. Aus dem anfänglichen O-Bein des Säuglings wird ein X-Bein beim Kleinkind, das sich zum gestreckten Bein des Schulkindes hin entwickelt.

Bis zum Abschluß dieser Entwicklung beobachtet man einen Knick-Senk-Fuß. Er hat seine Ursache in der Hyperflexibilität der Gelenke. Im Stand entsteht ein Genu recurvatum, der Fuß senkt sich nach innen, die Ferse nimmt eine Valgusstellung ein, und unter der Belastung senkt sich der Fußinnenrand.

Dieser kleinkindliche Knick-Senk-Fuß verschwindet augenblicklich, wenn die Kinder im hohen Zehenstand stehen.

Diese physiologische Entwicklung wird durch zivilisatorische Eingriffe erheblich gestört. Viele Kinder werden frühzeitig in Zwangslagen aufgezogen, die eine ungestörte Fußentwicklung behindern. Hier sei nur an die vorwiegende Bauchlage erinnert, die kaum Bewegungen des Fußes zuläßt. Später wird dann der Fuß für viele Stunden in unpassendes und unzweckmäßiges Schuhwerk gezwängt, das wiederum negative Entwicklungen geradezu fördert.

Hier setzt die **präventive Aufgabe des Arztes** an. Wir müssen ein Umdenken und sinnvolles Handeln erreichen. Dazu gibt es einige grundlegende Ratschläge:

- Säuglingsfüße dürfen wie Säuglingshände unbekleidet bleiben. So bewegen sie sich freier und kraftvoller als bekleidet. Vor Wärmeverlusten schützt das ausgeprägte Fettpolster. Abgesehen davon erzeugt jede Bewegung Wärme.
- Krabbelkinder müssen ausreichend krabbeln. Zwangsweiser Aufenthalt in Wippliegen (vgl. A 2.2 und A 3.4.1), zu frühes Sitzen- oder Stehen- und Laufenlassen belastet zu einem Zeitpunkt, wo sich nachteilige Wirkungen entfalten. Kinder müssen dürfen, was sie können.
- Das Laufen erlernt ein Kind am besten barfuß! Das Laufen ist eine Fähigkeit, zu der der spontane Zehenstand und Zehengang gehören. Jeder Schuh behindert diese Fähigkeit mehr, als daß er sie unterstützt. Lauflernschuhe dürfen keine Panzer und Schienen für den Fuß sein, sie müssen weich und elastisch sein, das Laufenlernen also nicht behindern. Schuhe haben die Aufgabe, vor Kälte, Nässe und Schmutz im Freien zu schützen und sind in der Wohnung nicht nötig.
- Es gibt ausgezeichnete Anleitungen zur Fußgymnastik für Kinder, die den ungestörten Reifungsprozeß des Kinderfußes unterstützen.

Wenn der Kinderfuß mit einem Schuh versorgt werden muß, dann darf der Schuh nicht nach modischen Gesichtspunkten ausgesucht werden. Schon 1949 wurde eine Forschungsstelle für Leisten- und Schuhbau eingerichtet. Die Zusammenarbeit dieser Arbeitsgemeinschaft mit der Deutschen Schuhindustrie hat ein beispielhaftes Kinderschuhsystem ergeben, das heute als WMS-System in Schuhfachgeschäften angeboten wird.

Mit diesem WMS-System (vgl. A 2.3) können weit über 90% aller Kinderfüße fachgerecht versorgt werden. Der betreuende Arzt muß dieses System kennen und den Eltern erläutern, daß der Kinderfuß in Sprüngen wächst, der Fuß also wenigstens alle 3 Monate gemessen werden muß. Niemals darf ein Schuh auf „Zuwachs" gekauft werden, er muß aktuell passen. Beim WMS-System ist ein Zuwachsraum einkalkuliert.

Es gehört zur Aufklärung, daß der gute Schuh seinen Preis hat, er ist teuer. Aber der fußgerechte Schuh verhindert den vorzeitigen Verschleiß und die Verformung des Fußes. Er ist letztendlich eine gute Kapitalanlage.

Die Beschäftigung mit dem Kinderfuß ist m.E. eine dankbare Aufgabe. Qualifizierte Gesundheitsberatung auf diesem Gebiet führt mit Sicherheit schnell zu entsprechendem Problembewußtsein bei verantwortungsbewußten Eltern. Damit erreichen wir, daß die Einlagenversorgung der − orthopädisch schon längst erkannte − Einzelfall bleibt.

3.5 Schlaf-wach-Rhythmus

Der Schlaf-wach-Rhythmus entwickelt sich erst in den ersten 6 Lebensmonaten (Abb. 14). Während das Neugeborene noch mit einem völlig ungeregelten Tagesrhythmus lebt, der nur vom Nahrungsbedürfnis gesteuert wird, bildet sich

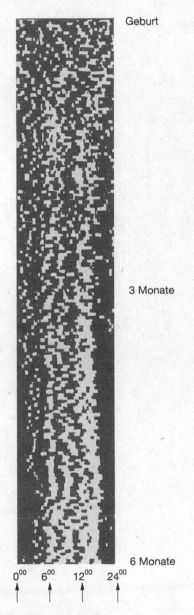

Geburt

3 Monate

6 Monate

0^{00} 6^{00} 12^{00} 24^{00}

Abb. 14. Entwicklung des Tag-Nacht-Rhythmus in den ersten 6 Lebensmonaten. Schwarz = Schlafphasen, weiß = Wachphasen. (Nach Parmelee [103])

beim Säugling zunehmend ein erkennbares Muster von Schlaf und Wachsein aus, das sich langsam dem Tag-Nacht-Rhythmus angleicht.

Der individuelle Schlafbedarf ist bei Kindern ebenso unterschiedlich wie bei Erwachsenen. Im Durchschnitt schlafen Kinder im Alter von 6 Monaten etwa 13 Stunden, Kindergartenkinder 11 Stunden und Schulkinder 9 – 10 Stunden täglich. Erst etwa ab dem 14. Lebensjahr entspricht die Schlafdauer von rund 8 Stunden der des Erwachsenen.

4 Allergien

Allergische Erkrankungen haben in den vergangenen Jahren zugenommen und werden, glaubt man Fachleuten, weiter zunehmen. Diese Zunahme bringt es mit sich, daß sich auf der einen Seite spezialisierte Allergologen mit der Erforschung und Behandlung der Phänomene auseinandersetzen, auf der anderen der hausärztlich tätige Arzt sich gerade über dieses Gebiet ebenfalls ausführlich fortbilden muß, will er zum Nutzen seiner Patienten mit der Entwicklung Schritt halten.

Die außerordentliche Zunahme allergischer Krankheitsbilder und deren wissenschaftliche Bearbeitung hat zu einer ebenso großen Zunahme neuer medizinischer Fachwörter geführt, wobei teilweise versäumt wurde, klare Definitionen festzulegen. So hat selbst derjenige, der sich auf dem Gebiet der Allergologie betätigt, oftmals Schwierigkeiten, sich in der neuen „Nomenklatur" zurechtzufinden.

Erschwert wird der Überblick zusätzlich durch die Tatsache, daß unsere Ausbildung vorwiegend „organorientiert" erfolgt, für die benachbarten und ebenfalls betroffenen Organsysteme kann und darf der allergologisch tätige Arzt oft nicht tätig werden, was sich als diagnostischer, aber auch therapeutischer Nachteil erweisen kann. Deswegen ist der Allgemeinarzt aufgerufen, sich gerade mit diesem Spezialgebiet gründlich auseinanderzusetzen. Es gibt zu viele offene Fragen, die Behandlung erfordert oft Geduld und immer Konsequenz. Fehlt es an sachkundiger Beratung, werden die betroffenen Patienten Heilspropheten und Scharlatanen in die Arme getrieben.

Die Abhandlung der „Allergien" in nur einem Kapitel muß zwangsläufig zu plakativer Verkürzung in vielen Aussagen führen. Wer Patienten mit allergischen Erkrankungen behandelt, kann hier nur ein Gerüst finden, das durch das Studium der entsprechenden Literatur aufgefüllt werden muß. Das komplexe Geschehen erfordert eine individuelle Anpassung der Therapieempfehlungen für jeden einzelnen Patienten. Viele allergische Krankheitsbilder ändern sich fließend, dementsprechend müssen sich die therapeutischen Anstrengungen laufend den Geschehnissen anpassen.

4.1 Definitionen

Unter Allergie versteht man heute üblicherweise eine „spezifische Änderung der Immunitätslage im Sinne einer krankmachenden Überempfindlichkeit" [118, 194].

Von Coombs u. Gell (1964) stammt die „klassische" Einteilung der zahlreichen allergischen Symptome in **4 Allergietypen**, die heute um **2** weitere **Reaktionstypen** erweitert wird:

Typ I:
Zu diesem Typ gehört die größte Zahl allergischer Reaktionen. Es handelt sich um eine IgE-vermittelte Reaktion, bei der vasoaktive Substanzen freigesetzt werden, wenn das Allergen an Mastzellen oder basophilen Leukozyten 2 IgE-Moleküle überbrückt. Diese Reaktion kann in Minutenschnelle ablaufen, die schwerste Form ist der anaphylaktische Schock.

Typ II:
Die zytotoxischen Reaktionen entstehen durch Antikörper, die gegen Oberflächendeterminanten von Zellen wirken.

Typ III:
Sie wird auch als ARTHUS-Reaktion bezeichnet; zugrunde liegen zirkulierende Immunkomplexe.

Typ IV:
Sind zellvermittelte Reaktionen vom Spättyp oder Tuberkulintyp, sie werden durch sensibilisierte Lymphozyten hervorgerufen.

Typ V:
Ist eine neu vorgeschlagene Reaktionsform. Sie beschreibt granulomatöse Erscheinungen, die nach Injektion von Fremdsubstanzen auftreten können.

Typ VI:
Darunter werden Immunreaktionen klassifiziert, die durch spezifische Antikörperwirkungen zustande kommen, wie etwa die Autoimmunerkrankungen der Schilddrüse oder bei der Myasthenia gravis (Antikörper gegen Azetylcholinrezeptoren).

4.2 Häufige Allergietypen

Für die Praxis sind nur die Allergietypen von Bedeutung, die Krankheitsbilder auslösen, die von jedem Arzt regelmäßig beobachtet werden können.
Das sind im Prinzip nur die Allergietypen I und IV (s. Tabelle 2).

4.3 Diagnostisches Vorgehen [118, 151, 194, 196]

4.3.1 Anamnestik und symptomatische Befunde

Allergische Krankheitsbilder erfordern zur richtigen Klassifizierung besonders gründliche Befragungen und eine gute Beobachtungsgabe.

Tabelle 2. Regelmäßig häufig vorkommende allergische Krankheitsbilder

Allergietyp I IgE-vermittelt	Allergetyp IV zellulär vermittelt
allergische Rhinitis allergisches Asthma bronchiale allergische Konjunktivitis Urtikaria Nahrungsmittelallergie atopisches Ekzem	Kontaktekzem Arzneimittelexanthem

Selten sind die Angaben so wegweisend, daß sie den Verdacht in die richtige Richtung lenken. Als Hilfsmittel kann man Fragebogen verwenden, die beispielsweise auf eine Pollinose oder ein allergisches Asthma zugeschnitten sind. Sie ersetzen jedoch nicht das gezielte Nachfragen. Wichtig sind Angaben über zeitliche und örtliche Beschwerden, Abhängigkeit der Beschwerden von klimatischen Einflüssen oder Auftreten nur in bestimmte Räumen. Beim Verdacht auf Pollenallergien ist das erste Auftreten der Erscheinungen möglichst eng zu begrenzen.

Für urtikarielle und asthmatische Krankheitsbilder sind die letzten Stunden vor den Erscheinungen wichtig. Oftmals sind Kleinigkeiten von Belang. Die Betroffenen verneinen Zusammenhänge, weil sie in vergleichbaren Situationen noch nie reagiert hätten. Ganz besonders schwierig ist der mögliche Zusammenhang zwischen Krankheitserscheinung und Nahrungsmitteln, weil diese üblicherweise nicht einheitlich zusammengesetzt sind. Hier sind Gewürze, Farbstoffe und Konservierungsmittel mit zu berücksichtigen. Schließlich muß bei Verdacht auf allergische Hauterkrankungen daran gedacht werden, daß Schmuck und Kosmetika manchmal nur gelegentlich benutzt werden; sie können beim Arztbesuch gerade fehlen.

Zu den symptomatischen Befunden, die manchmal auf allergische Ursachen hinweisen können, möchte ich an das „nervöse" Augenzwinkern oder Naserümpfen erinnern. Auch unmotiviertes Räuspern kann auf eine allergische Ursache zurückzuführen sein. Asthmatiker neigen dazu, kurze Sätze zu formulieren, sie passen sich ihrer Atemsituation an. Nicht selten fallen sie dem Geübten dadurch auf, daß sie unbewußt die Arme zur Unterstützung der auxiliären Hilfsmuskulatur einsetzen.

Nur ausnahmsweise ist die Vorgeschichte kurz, sind die symptomatischen Befunde augenfällig. Deshalb wird in der Regel eine derartige Erhebung zweckmäßigerweise im Sprechstundenbetrieb auf einen Zeitpunkt gelegt, der es erlaubt, ohne Zeitdruck zu arbeiten.

4.3.2 Testverfahren und -durchführung

Die üblichen Testverfahren sind der Prick-Test, der Intrakutantest, der Reib-(= Scratch-)Test, der Epikutantest und der Provokationstest.

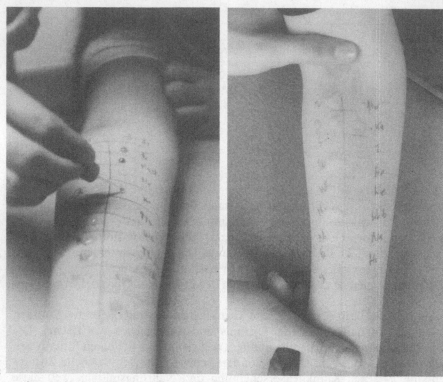

a   b

Abb. 15. a Anlegen von Allergietests am Unterarm, **b** Beispiel für positive Tests

Meines Erachtens sollte derjenige, der nicht schwerpunktmäßig die Allergologie betreibt, allenfalls den Prick-Test und evtl. den Reib-Test durchführen; die anderen Testverfahren sollten dem Spezialisten überlassen werden.

Bei allen Testverfahren in der Praxis kommt es darauf an, sichere Ergebnisse mit möglichst geringem Zeitaufwand zu kombinieren. Diese Voraussetzungen bietet der Prick-Test, mit dem sich die IgE-vermittelten Allergien sicher erfassen lassen. Üblicherweise wird er am Unterarm durchgeführt. Ich halte diesen Testort für besonders günstig, weil die Patienten das Ergebnis ebenfalls sehen; das erleichtert bei positiven Ergebnissen die Krankheitseinsicht und Mitarbeit.

Beim Test werden die Allergenlösungen auf die gereinigte Haut als Tröpfchen aufgetragen. Mit einer Lanzette wird schräg durch den Tropfen die Hautoberfläch angestochen und dabei etwas angehoben (Abb. 15). Einmal-Lanzetten sind m.E. den wiederverwendbaren vorzuziehen, denn

– man muß nicht nach jedem Test gründlich abwischen und
– das Sterilisieren entfällt.

Am Unterarm können je nach Größe des Kindes bis zu 20 Prick-Tests angelegt werden. Die Testlösung kann nach 5 – 10 min abgetupft werden, wobei darauf zu achten ist, daß man so abtupft, daß sich die Lösungströpfchen nicht vermischen. Schon nach 15–20 min erfolgt die Ablesung des Ergebnisses. Als **positiv** werden nur **Quaddeln** bezeichnet. Für eine Hyposensibilisierungsbehandlung kommen nur Reaktionen in Frage, die mindestens die Stärke der Histaminreaktion erreicht haben.

Die Beurteilung der Testergebnisse gehört zu den schwierigsten Maßnahmen. Oftmals ist es leider nicht so, daß nur einige deutlich positive Reaktionen entstehen. Das Problem liegt dann darin, zu entscheiden, welche der Reaktionen tatsächlich krankheitsrelevant sind und welche nur „sympathisch" mitreagiert haben.

In diesen Fällen sind weiterführende Tests, etwa die Provokation, beim Spezialisten notwendig. Hilfestellung können aber auch zusätzliche Laboruntersuchungen geben.

4.3.3 Laboruntersuchungen

Die unspezifischen **In-vitro-Untersuchungen** beinhalten die Bestimmung des Gesamt-IgE, der Immunglobuline (IG) G, A, M und D, der Immunkomplexe und des Differentialblutbildes mit der Eosinophilenzählung. Als zusätzliche, spezifische serologische Untersuchung hat sich der RAST (Radio-allergo-sorbens-Test) bewährt. Mit seiner Hilfe lassen sich spezifische allergengerichtete Antikörper der IgE-Klasse feststellen.

Einige *Indikationen für den RAST* sind:

– Ersatz für Provokationstest,
– hohe Sensibilisierung,
– Hauterkrankungen, die Hauttests ausschließen,
– „polyallergische" Hautreaktionen.

Er ist nicht geeignet als Screeningmethode; dies verbietet schon der hohe Preis der einzelnen Untersuchung.

4.4 Praxisrelevante Beispiele

4.4.1 Milchschorf (vgl. B 7.4.7)

Grundsätzlich ist festzuhalten, daß ungefähr 80% der Ekzeme des Säuglingsalters frühe Manifestationen späterer atopischer Ekzeme sind. Aus dieser Tatsache rührt der weitverbreitete Irrtum, beim Milchschorf handle es sich um eine Kuhmilchallergie. Den Namen hat das Krankheitsbild jedoch von seinem Aussehen: Die Krusten, vorwiegend zunächst im Kopfbereich, sehen eingetrockneter oder verbrannter Milch ähnlich. In ausgeprägten Fällen ist der gesamte Körper befallen, die Windelgegend bleibt dagegen häufig ausgespart. Es besteht eine Neigung zu bakteriellen Superinfektionen, häufig finden sich zahlreiche tastbar vergrößerte Lymphknoten. Das Bild wechselt stark, meist sind die Erscheinungen in den Sommermonaten geringer! Die Hälfte der Kinder verliert den Milchschorf bis zum Ende des 2. Lebensjahres.

Für die Behandlung sind Grad der Ausprägung und komplizierende Hautveränderungen entscheidend. Man vermeidet austrocknende Gelees oder Lotionen. Fettende Salbengrundlagen sind vorzuziehen, gelegentlich kann zur anfänglichen „Umstimmung" der Einsatz kortikoidhaltiger Externa notwendig sein. Zur Anfangsbehandlung sollten entzündungshemmende Bäder (Kleie) mit Ölzusatz verwendet werden, wobei anschließend auf die Nachfettung großer Wert zu legen ist. Die Hautreinigung sollte nur mit alkalifreien Seifen erfolgen.

4.4.2 Bilder von Nahrungsmittelallergien [151]

Nahrungsmittelallergien (vgl. A 4.5.1) scheinen, wie auch alle anderen Allergien, zuzunehmen. Die Vielzahl der einschlägigen Veröffentlichungen zu diesem Thema ist für den niedergelassenen Arzt derzeit eher wenig hilfreich, denn es werden völlig unterschiedliche Thesen und Meinungen mit den entsprechenden Empfehlungen abgegeben. Dabei gehören m.E. gerade die Nahrungsmittelallergien zu den Fragestellungen, die aufgrund der Vielfalt der Erscheinungsbilder die größten diagnostischen Schwierigkeiten bereiten.

Der Begriff „Nahrungsmittelallergie" sollte in Anlehnung an Hooser u. Crawford [47] „nur für solche Reaktionen vorbehalten bleiben, bei denen IgE-abhängige Mechanismen mitwirken und nicht-immunologisch vermittelte Prozesse keine Rolle spielen".

Bilder von Nahrungsmittelallergien entstehen an der Haut, den Atemwegen und im Bereich des Gastrointestinaltraktes. Die Reaktionen treten 2–3 h nach der Aufnahme des betreffenden Nahrungsmittels auf.

Problematisch gestaltet sich die Diagnostik wegen der Vielzahl der möglichen Allergene und der teilweise noch unaufgeklärten immunologischen Mechanismen. Die Symptome können stark wechseln, je nach Menge und Art der Allergenzufuhr. Außerdem erschweren Kreuzreaktionen verwandter Nahrungsmittel die Zuordnung genauso wie Intoleranzreaktionen auf additive Begleitstoffe.

Bei der Abklärung derartiger Krankheitsbilder muß zuerst daran gedacht werden, daß es keineswegs ausgefallene Nahrungsmittel sein müssen, die für die Reaktion verantwortlich sind, sondern im Regelfall häufig „Grundnahrungsmittel" (Hühnereiweiß, Milcheiweiß, Obst, Getreide, Gewürze), die allergische Mechanismen in Gang setzen.

Die Suche nach den auslösenden Nahrungsmitteln erfolgt mit Hilfe von Nahrungsmittelprotokollen, die über einen Zeitraum von mehreren Wochen geführt werden müssen, wobei Beschwerdegipfel zeitlich exakt der Speiseaufnahme zugeordnet werden können.

Läßt sich eine verdächtige Nahrungsmittelgruppe ermitteln, wird mit einer nachfolgenden Karenz weiter beobachtet, ob sich Linderung und Besserung erzielen lassen. Sollten die Beschwerden verschwinden, wird eine nachfolgende gezielte Belastungsprobe innerhalb von 48 h die Symptome erneut auftreten lassen, wenn es sich um das „richtige" Nahrungsmittelallergen handelt.

Wenn sich einzelne Nahrungsmittelallergene als verdächtig herauskristallisiert haben, empfiehlt sich die Bestätigung mittels des RAST. Die Durchführung von Hauttests ist hier m.E. wenig sinnvoll, da zu viele positive Reaktionen entstehen und sich eine erhebliche Zahl falsch-negativer Tests findet.

4.4.3 Bilder von Neurodermitis [196]

Neurodermitis-Bilder kommen in der Praxis des Allgemeinarztes regelmäßig vor. Immerhin stehen die Ekzem-Bilder, zu denen die Neurodermitis zu rechnen ist, an 8. Stelle in der Rangfolge der Häufigkeitsverteilung (vgl. B 7.4.1).

Für dieses Krankheitsbild kennen wir verschiedene Begriffe. Sie reichen von Neurodermitis über atopische Dermatitis und endogenes Ekzem bis zum atopischen Ekzem. Die unterschiedlichen Begriffe suggerieren unterschiedliche Genese, daraus folgen die unterschiedlichsten Therapieempfehlungen.

Allgemein gilt heute, daß **Neurodermitis-Bilder** dem „atopischen" Formenkreis zugeordnet werden, wobei man immer zu bedenken hat, daß offenbar eine ganze Reihe anderer und heute noch unbekannter Faktoren zusammenwirken müssen. Eine reine IgE-vermittelte Reaktion, wie wir sie vom allergischen Asthma bronchiale und der Pollinose kennen, treffen wir bei der Neurodermitis sehr selten an.

Die Neurodermitis tritt familiär gehäuft auf, oft werden in diesen Familien andere Atopien – Pollinose, allergisches Asthma bronchiale – registriert.

Das Ekzem verläuft chronisch, es ist durch seinen Juckreiz charakterisiert. Die Hauterscheinungen können stark variieren. Die frühe Manifestationsform ist der Milchschorf (vgl. B 7.4.7 und A 4.4.1). Oft entwickelt sich aus ihm die Neurodermitis der Kindheit, die wir dann bevorzugt an den Gelenkbeugen der Hände, Ellenbogen, Knie und am Fußrücken antreffen. Andere Ausdehnungen und andere Lokalisationen sind jederzeit möglich.

Bei Säuglingen diagnostiziert man eher exsudativ-entzündliche Ekzemherde, kleinere Kinder und Jugendliche weisen mehr lichenifizierte Hautareale auf. Der Juckreiz ist praktisch immer gegeben.

Die **Behandlung der Neurodermitis** gehört nach meinen Erfahrungen zu den schwierigsten überhaupt. Das liegt nicht so sehr daran, daß wir zu wenige Möglichkeiten hätten, sondern oftmals an der Ungeduld der Mütter. Hinzu kommt, daß bei kaum einem anderen Krankheitsbild so viele anscheinend wohlgemeinte Ratschläge abgegeben werden, die weniger zur Heilung als zur Verunsicherung der Mütter beitragen.

Ich habe mir deshalb zur Regel gemacht, mit beiden Elternteilen einen Termin zu vereinbaren, an dem ausführlich und ungestört alle anstehenden Fragen beantwortet werden können. Bei diesem Gespräch mache ich auch deutlich, daß ich einen ganz klaren Führungsanspruch erhebe. Nur dann, wenn die notwendigen Maßnahmen in einer Hand koordiniert werden, kann bei einem derart chronischen Krankheitsbild auf Dauer anhaltende Besserung erreicht werden.

Die Behandlung selbst ist vielschichtig und zumindest anfangs von einer anscheinenden Polypragmasie gekennzeichnet. Fast immer sind wegen des Juckreizes *Antihistaminika* notwendig. Bei Schulkindern ist darauf zu achten, daß solche Präparate gewählt werden, die nicht so starke Müdigkeit hervorrufen. Bei bakteriellen Superinfektionen sollte man mit dem Einsatz eines Antibiotikums nicht zögern. Eine systemische Kortikoidtherapie kann bei akuten Schüben notwendig werden. Sie ist aber der Ausnahmefall.

Bevorzugt wende ich zur Hautpflege *halbfette oder fette Salben* an, meist zu Beginn mit einem halogenierten Glukokortikoid. Ich empfehle auch Bäder mit entzündungshemmenden Kleiezusätzen, wobei auf das anschließende Einfetten zu achten ist. In vielen Fällen reichen die kommerziellen rückfettenden Ölbäder bei weniger ausgeprägten Hauterscheinungen aus. Zur Säuberung werden nur alkalifreie Seifen empfohlen.

Für die Wohnräume empfehle ich *hohe Luftfeuchtigkeit*. Es ist auf eine *lockere Bekleidung* zu achten, da bekanntlich Wärmestaus zur Verschlechterung führen können. Fast immer besteht eine Empfindlichkeit gegenüber reiner Schafwolle.

Von einer Diät halte ich grundsätzlich wenig. Natürlich sollte versucht werden, mittels eines Symptomenkalenders und genauer Registrierung der Nahrungsmittel festzuhalten, ob bestimmte Nahrungsmittel oder Nahrungsmittelzusätze eine Verschlechterung bewirken. Diese sind dann selbstverständlich zu meiden. Im übrigen muß gelten, daß sich die betroffenen Kinder so normal wie möglich entwickeln können; dazu gehört ganz einfach eine möglichst geringe Einschränkung bezüglich des Nahrungsmittelangebots.

In jüngster Zeit ist ein *neues Behandlungsprinzip* im Gespräch, die *Behandlung mit Gamolensäure*, die im Keimöl bestimmter Nachtkerzen enthalten ist. Die Behandlung ist teuer und bleibt sicher den schwereren Fällen vorbehalten. Ich selbst kann über den Erfolg noch kein abschließendes Urteil abgeben.

4.4.4 Pollinose

Die Pollinose ist die häufigste allergische Erkrankung in Deutschland. Die meisten Menschen leiden in Form des allergischen Heuschnupfens oder der allergischen Konjunktivitis, ein Teil reagiert mit einem allergischen Pollenasthma.

Die allergischen Erscheinungen treten auf, wenn die betreffenden Pflanzen zu blühen beginnen. Vorwiegend handelt es sich um windbestäubende Pflanzen.

Zur Behandlung eignen sich Cromoglicinsäurepräparate ganz besonders. In schweren Fällen kann die gleichzeitige Gabe eines Antihistaminikums notwendig werden. Obwohl ich eine große Klientel allergischer Patienten betreue, kommen Kortikoide nur ganz selten zur Anwendung. Meist handelt es sich um Kinder, bei denen die Erscheinungen zum ersten Mal überhaupt aufgetreten sind. Die intramuskuläre Injektion eines Kortikoiddepots muß man uneingeschränkt als „Kunstfehler" bezeichnen.

Bewährt hat sich die Hyposensibilisierungsbehandlung. Sie wird mit Lösungen durchgeführt, die nach dem Ergebnis der Allergentestung zusammengesetzt werden.

4.4.5 Asthma bronchiale [4, 7, 45, 57, 132, 166]

Das Asthma bronchiale kommt in allen Altersstufen vor. Also ist auch schon bei kleinen Kindern daran zu denken. Im Vordergrund der auslösenden Ursachen stehen Luftverschmutzung und inhalative Allergene, seltener finden sich nutritive Auslöser.

Die Prävalenz des Asthma bronchiale in der Allgemeinpraxis liegt nach Braun bei 7‰. Mit einer Inzidenz zwischen 10 und 20% ist das Asthma bronchiale immerhin die häufigste chronische Erkrankung bei Kindern [133].

Asthma ist definiert als „episodisches Giemen und/oder Husten unter klinischen Bedingungen, bei denen Asthma wahrscheinlich ist und andere seltenere Erkrankungen ausgeschlossen wurden".

Aus verschiedenen Gründen wird das Beratungsergebnis „Asthma" besonders bei Kleinkindern oft verspätet klassifiziert. Schwierigkeiten bereitet einerseits die chronisch-obstruktive Bronchitis bei der Abgrenzung, die praktisch die gleichen klinischen Symptome aufweist, allerdings in einem hohen Prozentsatz bis zum Schulalter ausheilt. Zum anderen besteht wohl auch eine gewisse Scheu des behandelnden Arztes, den Eltern eines Kleinkindes ein derart schwerwiegendes Urteil mitzuteilen. Es handelt sich schließlich um eine lebenslange Erkrankung, die keineswegs in der Pubertät ausheilen kann.

Bei dem Verdacht eines „Asthma" bewährt sich zur weiteren Abklärung ein programmiertes und abgestuftes Vorgehen (*Stufendiagnostik*):

- In der 1. Stufe werden alle Lebensbereiche anamnestisch erfaßt.
- Soweit irgend möglich, werden in einer 2. Stufe Allergenkarenz und Expositionsversuche durchgeführt.
- In der folgenden 3. Stufe werden je nach Organbeteiligung, zeitlichem und örtlichem Auftreten, Hauttestungen angeschlossen.
- In der 4. Stufe erfolgen die Labortests mit der Bestimmung des Gesamt-IgE, des RAST und evtl. die Bestimmung präzipitierender Antikörper bei einer Typ-III-Reaktion.
- An 5. und letzter Stelle stehen die Provokationstests, wobei diese of entfallen können, da schon nach Stufe 3 oder 4 in der Regel zutreffende Aussagen möglich sind.

Dieses gezielte Vorgehen ist unabdingbar notwendig. Nur auf diese Weise sind Therapieversagen und Rückschläge weitgehend auszuschließen. Die programmierte Diagnostik erfolgt mit dem *Dyspnoe-Standard* (Nr. 30).

Die Stufendiagnostik erlaubt neben dem Nachweis der möglichen Ursachen auch eine Bewertung des Schweregrades. Es ist zweckmäßig, eine Festlegung auf einen Schweregrad (Tabelle 3) vorzunehmen, da sich die therapeutischen Bemühungen sowohl an diesem, als auch den auslösenden Ursachen zu orientieren haben.

Tabelle 3. Bewertung des Schweregrads von Asthma bronchiale

Krankheitsbild	Grad	Anfallsfrequenz
leicht	I	5- bis 6mal/Jahr
mittelschwer	II	1mal/Monat
schwer	III	1mal/Woche
schwerst	IV	mehrfach pro Woche, permanent

Als *Schweregrad I* (leichtes Krankheitsbild) werden 5−6 obstruktive Zustände pro Jahr klassifiziert. Ein mittelschweres Asthma (*Schweregrad II*) liegt vor, wenn die Anfälle 1mal pro Monat auftreten. Ein schweres Asthma (*Schweregrad III*) liegt bei Anfallsfrequenzen von 1mal pro Woche vor. Das schwerste Krankheitsbild (*Schweregrad IV*) zeichnet sich durch mehrfach pro Woche auftretende andauernde Obstruktionszustände aus.

Nach einem internationalen Konsens von 1988 wird die Therapie im wesentlichen durch die prophylaktischen Substanzen DNCG, Ketotifen, die inhalierbaren β_2-Sympathikomimetika und inhalierbaren Kortikoide bestimmt. Daneben kommen retardierte Theophyllinpräparate zum Einsatz [4, 45, 166].

Die Behandlung des Asthmas folgt ebenfalls einem *Stufenschema*:

Stufe I: β_2-Mimetikum, alternativ DNCG+Ketotifen.
Stufe II: β_2-Mimetikum+DNCG+inhalatives Kortikoid.
Stufe III: β_2-Mimetikum+DNCG+inhalatives Kortikoid+Theophyllin.
Stufe IV: β_2-Mimetikum+DNCG+inhalatives Kortikoid+Theophyllin
          +orales Kortikoid.

Kinder aller Altersstufen können bereits mit den inhalierbaren Substanzen behandelt werden. In jedem Fall empfiehlt sich, diese Kinder durch einen allergologisch versierten Kinderarzt auf ihre Therapie einstellen zu lassen. Theophyllinpräparate werden bei Kindern unter 5 Jahren nur sehr zurückhaltend angewendet. Hier ist besonders auf zentralnervöse Nebenwirkungen zu achten!

Es hat sich bewährt, die Inhalationen mit sog. „Spacern" und Dosieraerosolen durchzuführen. Da der zeitliche Aufwand für die jeweilige Behandlung dadurch erheblich verkürzt wird, ist auch mit einer wesentlich besseren Patientencompliance zu rechnen.

Bei den inhalativ verabreichten Kortikoiden muß darauf geachtet werden, daß der Spacer ein genügend großes Volumen aufweist, andernfalls schlagen sich die Partikel an der Wand des Gerätes nieder. Als positiver Nebeneffekt dieser größeren Spacer ist die minimale Gefahr oraler Candidosen hervorzuheben. Dieses Risiko kann man praktisch vernachlässigen.

Aufgrund der Vielzahl unterschiedlicher Dosieraerosole gibt es auch verschiedene Spacer, von denen jeder mit einem speziellen Ansatz für „sein" Aerosol versehen ist. Diese Entwicklung ist praxisfeindlich und nicht patientengerecht. Als wohltuende Ausnahme zeichnet sich der Spacer der Fa. Fisons (Fisonair) aus, bei dem verschiedene Ansatzstücke von Dosieraerosolen ohne Zwischenstücke angesetzt werden können.

4.5 Therapiegrundsätze

Obwohl in den vorangegangenen Abschnitten bereits bewährte therapeutische Maßnahmen aufgeführt wurden, soll hier eine gesonderte Darstellung der heute propagierten und üblichen „Basismaßnahmen" erfolgen. Die Auseinandersetzung mit diesem Themenkomplex soll auch kritische Anmerkungen zur Akzeptanz, der „Compliance", der Durchführbarkeit und dem Sinn der Maßnahmen beinhalten, wie sie sich in der Praxis darstellen. Immerhin erscheint mir das Problem: „Mein Kind macht das nicht." oder: „Mein Kind ißt das nicht.", trotz aller Aufklärung der Eltern noch so bedeutend, daß leider allzuoft Therapierichtlinien, die bewährt sind, nicht oder nur ungenügend eingehalten werden.

4.5.1 Hypoallergene Säuglingsnahrung

Nahrungsmittelallergien beschäftigen in den letzten Jahren Wissenschaftler und Laien immer häufiger. Obwohl kein Zweifel an einer Zunahme der ausgelösten Krankheitsbilder besteht, liegt die epidemiologische Bedeutung noch im Dunkeln. Realistisch dürfte die Schätzung sein, daß etwa 2% der Bevölkerung an einer Nahrungsmittelallergie leiden [151] (vgl. A 4.4.2).

Obwohl bei Erwachsenen Milch und Milchprodukte erst die 4. oder 5. Stelle unter den verantwortlichen Nahrungmitteln einnehmen, stehen sie bei Kindern als auslösende Ursache nahrungsmittelbedingter Allergien an 1. Stelle. Es ist verständlich, daß man versucht, dieses auslösende Agens zu „entschärfen", ohne auf die ernährungsphysiologisch notwendigen Bestandteile bei Säuglingen zu verzichten.

Seit Mitte der 80er Jahre sind die sog. hypoallergenen Säuglingsnahrungen für diejenigen Neugeborenen, die eine positive Familienanamnese für Allergien aufweisen und nicht voll gestillt werden können, verfügbar.

Bei diesen Milchen werden die Kuhmilch-Molkenproteine durch eine enzymatische Hydrolyse so vermindert, daß das Allergierisiko minimiert werden soll. Bisher vorliegende Untersuchungen lassen die Vermutung zu, daß der Einsatz einer hypoallergenen – also nicht ganz allergenfreien – Säuglingsnahrung das Erkrankungsalter hinausschiebt. Kinder scheinen erst später, also im 2. oder 3. Lebensjahr, an einer Nahrungsmittelallergie zu erkranken.

Aus der Sicht des beratenden Hausarztes sind die hypoallergenen Nahrungen keineswegs befriedigend. Sie enthalten zwar mittlerweile fast alle notwendigen Spurenelemente, allerdings ist die Geschmacksakzeptanz nicht dieselbe, wie die anderer adaptierter Nahrungen. Ein weiterer Nachteil, obwohl immer wieder bestritten, ist der höhere Preis. Viele Mütter wechseln aus diesem Grund oft „heimlich" auf ein anderes, billigeres Präparat. Hinzu kommt, daß Hydrolisat-Milchen, übrigens ebenso wie die meisten adaptierten Milchen, dünnflüssiger sind. Viele Mütter wechseln darum vorzeitig auf sämigere und anscheinend besser sättigendere Präparate. Diesem Phänomen stehen der Kinderarzt und der betreuende Allgemeinarzt leider allzu oft hilflos gegenüber, auch wenn die entsprechenden Aufklärungsgespräche in aller Ausführlichkeit geführt worden sind.

Daraus ergibt sich die Forderung nach weiteren Verbesserungen dieser Nahrungen. Insbesondere ist die allergenfreie, also oligoallergene Nahrung anzustreben. Daneben müssen natürlich alle anderen Aspekte der weiteren Annäherung von Formulanahrungen an die Qualität der Muttermilch berücksichtigt werden.

4.5.2 Basistherapie der allergischen Hauterkrankungen

Das vordergründig wichtigste Behandlungsprinzip der allergisch bedingten Hauterkrankungen ist das Ausschalten der verantwortlichen Noxe. Es spielt keine Rolle, welcher Art der auslösende Allergiemechanismus ist; enterale, parenterale oder Kontaktallergien müssen als Auslöser erkannt und ausgeschaltet werden.

Erst an 2. Stelle nach der Allergenkarenz erfolgt der Einsatz anderer therapeutischer Mittel, an 1. Stelle die Antihistaminika. Sie wirken leicht sedierend, juckreizstillend und hemmen kompetitiv die Histaminfreisetzung. Der manchmal störende sedierende Effekt ist bei den neueren Präparaten deutlich geringer ausgeprägt.

Parallel dazu können, besonders bei urtikariellen Reaktionen, versuchsweise gefäßabdichtende Substanzen (Kalziumsalze) verabreicht werden, obwohl deren Wirkung pharmakologisch umstritten ist.

In schweren urtikariellen Fällen sind Glukokortikoide notwendig. Nur gelegentlich werden sie bei allergisch bedingten Ekzembildern zur initialen Umstimmung extern angewandt.

4.5.3 Basistherapie der allergischen Atemwegserkrankungen

Auch hier steht im Vordergrund das Erkennen und Eliminieren der auslösenden Allergene. Das funktioniert nur dann, wenn die Eltern und möglichst auch das betroffene Kind die Zusammenhänge zwischen den auslösenden Faktoren und dem Asthma verstehen. Erst dann kann der behandelnde Arzt erwarten, daß seine Ratschäge auch befolgt werden. Wenn es sich um eine Allergie gegen Hausstaubbestandteile oder Bettfedern handelt, ist eine entsprechende Sanierung unumgänglich [7]. Es empfiehlt sich, ein synthetisches Bett anzuschaffen, wobei auch an die Matratze gedacht werden muß. Federkernmatratzen enthalten fast immer eine dünne Roßhaareinlage, die das Durchscheuern der Stahlfedern verhindern soll. Mittelharte Schaumstoffmatratzen sind in diesen Fällen geeigneter.

Teppichböden und Polstermöbel sind die Lebensräume der Hausstaubmilben. Um festzustellen, ob eine nennenswerte Milbenmenge vorliegt, kann ein Test (Acarex) durchgeführt werden. Nur bei positiver Belastung ist eine reinigende Sanierung mit Acarosan erforderlich.

Nach meiner Auffassung muß der Hausarzt davor warnen, einen „Allergiestaubsauger" anzuschaffen. Diese Geräte kosten sehr viel Geld und sind für den Allergiker überhaupt nicht sinnvoll! Nur die mit Acarosan abgetötete Milbe löst keine allergischen Symptome mehr aus. Lebende Milben können durch keinen Staubsauger aus einem Teppichboden entfernt werden.

Auch die übrigen Wohnbereiche sollen nach möglichen Allergieauslösern abgesucht werden: Jagdtrophäen (Felle, ausgestopfte Tiere), reine Wollteppiche und Topfpflanzen, die Schimmelpilze tragen, müssen manchmal ebenfalls entfernt werden. Natürlich ist auch an feuchte Wände zu denken, die entsprechend baulich zu sanieren sind.

Am schwierigsten gestaltet sich die Trennung von einem geliebten Haustier, selbst wenn dieses als Allergieauslöser erkannt worden ist. Manchmal wird man ein Haustier weiter tolerieren, wenn keine aktuelle Tierhaar- oder Federallergie besteht. Auf Dauer sollte aber in einem Haushalt, in dem ein Allergiker leben muß, kein Haustier gehalten werden. Immerhin spielen Tierhaare und Federn eine so bedeutende Rolle bei der Auslösung allergischer Krankheiten, daß über kurz oder lang auch eine derartige Allergie auftreten würde, die die weitere Behandlung unnötig erschwert.

Die Notwendigkeit einer medikamentösen Begleittherapie richtet sich nach dem Verlauf. Als Basis hat sich das oben angeführte *Stufenschema* bewährt, wobei bei Kindern noch immer häufig und mit gutem Erfolg Ketotifen und Sekretolytika (Ambroxol bzw. Azetylzystein) in der Dauerbehandlung erfolgreich eingesetzt werden. Nicht zu vernachlässigen ist ein bilanzierter Wasserhaushalt, denn oft trinken gerade diese Kinder zu wenig.

4.5.4 Hyposensibilisierung

Die Hyposensibilisierungsbehandlung als definierte Immuntherapie zählt heute zum Standard der Therapie allergischer Erkrankungen. Sie gehört in die Hände eines erfahrenen Allergologen, denn sie kann keineswegs schematisch erfolgen. Sinnvoll ist sie nur dann, wenn die betreffenden Allergene auch tatsächlich für die Krankheitserscheinungen verantwortlich sind und wenn eine Allergenkarenz nicht durchführbar ist.

Die Hyposensibilisierungsbehandlung ist nicht risikofrei. Derjenige, der sie durchführt, muß sie nicht nur beherrschen, sondern auch auf Notfallsituationen vorbereitet und in der Lage sein, diese zu behandeln.

4.5.5 Psychotherapie

Alergiker sind chronisch kranke Menschen; dies bedingt häufig die Notwendigkeit einer begleitenden Psychotherapie. Gerade Kinder leiden besonders unter dem Umstand, „anders zu sein" als die Freunde, die Schulkameraden. Zwar dürfen heute Asthmatiker durchaus Sport treiben, wenn entsprechend gezielt auf körperliche Belastung trainiert wurde, aber es bleiben noch genügend Probleme, die die Freizügigkeit des Allergikers einschränken.

Hier wird noch viel zu selten die begeitende Psychotherapie eingesetzt, die zur Krankheitsbewältigung erheblich genutzt werden kann. Wenn man als Hausarzt oder Kinderarzt diese Therapieform nicht selbst beherrscht, sollte man die Zusammenarbeit mit einem Kinderpsychologen suchen, damit diesen Kindern und Familien effektiver geholfen werden kann. In aller Regel wird ja keine langdauernde Psychotherapie erforderlich, es muß nur der Weg für eine Krankheitsbewältigung erkannt werden.

5 Ernährungsempfehlungen

In den letzten Jahren ist das Bewußtsein für eine „gesunde" Ernährung zunehmend geschärft worden. Einer wachsenden Zahl von Menschen, die unter dem Schlagwort „Vollwertkost" Ernährungsgewohnheiten ändern, steht eine große Gruppe „gleichgültiger" Verbraucher gegenüber.

Die Argumente, die für die jeweilige Lebens- und Ernährungsweise ausgetauscht werden, lassen oft leider die notwendige Sachlichkeit vermissen. Der Hausarzt sieht sich vor das Problem gestellt, hier sachverständig und schlichtend zu beraten; dieses wiederum fällt ihm in vielen Fällen sehr schwer, denn oft genug fehlt ihm dazu die Kompetenz. Nicht etwa, weil er nicht wüßte, was „gesund" oder „vernünftig" wäre, sondern weil er über spezielle Modetrends und Richtungen nicht genügend informiert sein kann. Schließlich darf niemand erwarten, daß der Hausarzt jede Ernährungsempfehlung kennt, die irgendein selbsternannter „Ernährungspapst" aufstellt. Es wird gerade zu diesem Thema immer jemanden geben, der andere Ratschläge oder Lebensweisen – durchaus begründet – für besser hält [10].

5.1 Säuglingsernährung [95, 129]

Die erste Entscheidung über die Ernährung ihres Kindes trifft eine Mutter fast immer schon vor der Geburt, nämlich ob sie stillen oder Flasche füttern wird.

Nahezu jede Mutter kann stillen; es ist erfreulich, daß Stillen wieder „in" ist. Schließlich gilt die Muttermilch erwiesenermaßen als die ideale Nahrung für die ersten 5–6 Monate. Die üblichen Empfehlungen gehen davon aus, daß die Kinder immer dann angelegt werden, wenn sie hungrig sind.

Wenn die Muttermilch nicht mehr ausreicht, sollte nach dem Stillen eine adaptierte oder teiladaptierte Milch nachgefüttert werden.

Wenn eine Mutter nicht stillt, wird eine adaptierte oder teiladaptierte Milch gefüttert. Noch immer glauben zahlreiche Mütter, die „dünne" adaptierte Milch würde weniger gut sättigen als die sämigere teiladaptierte. Dieses Vorurteil kann nur durch entsprechende Aufklärung abgebaut und ausgeräumt werden. Ein Kind hat genügend Nahrung, wenn die tägliche Gewichtszunahme zwischen 15 und 30 g liegt.

Tip
Ich persönlich rate davon ab, eine Milch selbst herzustellen. Die Qualität der herkömmlichen Handelspräparate kann kaum erreicht werden.

Obst und Gemüse müssen bei Fütterung von Muttermilch, adaptierten oder teiladaptierten Milchen nicht zugefüttert werden; alle notwendigen Vitamine sind bereits vorhanden.

Die einzige Ausnahme stellt die zusätzliche Gabe eines Vitamin-D-Fluor-Präparats dar, die täglich erfolgt, z. B. 1 Tbl. D-Fluoretten-500 (vgl. A 2.1.4, S. 21). Die Tablette wird mit etwas Tee oder Wasser vor der Mahlzeit aufgelöst und grundsätzlich vom Löffel gegeben, damit keine Dosisverluste auftreten. Diese kombinierte Rachitis-Karies-Prophylaxe erfolgt bis zum 2. Geburtstag.

Die ausschließliche Muttermilch- oder adaptierte/teiladaptierte Milchernährung erfolgt 5–6 Monate. Zu diesem Zeitpunkt wird die erste Breifütterung mit reinem Karottenmus eingeführt. Mit zunehmender Gewöhnung an die Löffelfütterung wird die Mahlzeit mit Kartoffeln im Verhältnis 1 Teil Karotten zu 2 Teilen Kartoffeln sowie 10 g Fett aus Butter oder Keimöl zubereitet. Langsam steigernd wird mageres, gekochtes und püriertes Fleisch bis zu 35 g pro Tag zugesetzt, einmal pro Woche ein Eigelb.

So wird innerhalb ca. eines Monats eine Milchmahlzeit durch einen Brei mit Fleisch ersetzt. Im folgenden Monat wird eine weitere Mahlzeit durch einen Vollmilch-Getreide-Brei ersetzt, dem einige Eßlöffel Obstsaft zugefügt sind.

Etwa im 7. Monat wird die 3. Mahlzeit von einem milchfreien Getreideflocken-Obst-Brei abgelöst. Als 4. Mahlzeit wird dann der morgendliche Brei aus Getreideflocken, Grieß, Zucker empfohlen, allerdings kann auch bis zum Ende des 1. Lebensjahres eine Still- oder Flaschenmahlzeit beibehalten werden.

Gegen Ende des 1. Lebensjahres wird dann schrittweise auf Kleinkinderkost übergegangen (Abb. 16).

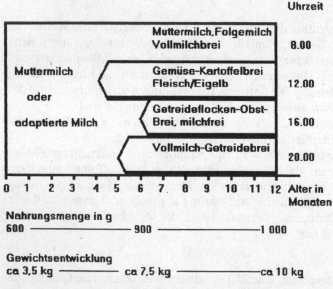

Abb. 16. Plan für die Ernährung im 1. Lebensjahr. (Nach Schöch [129])

5.2 Kleinkinderernährung [150, 186]

Zur gesunden Kost gehört ein vernünftiges Ernährungsverhalten. Beides ist untrennbar miteinander verknüpft. Kinder müssen so früh wie möglich lernen, die richtigen Ernährungsgewohnheiten anzunehmen; später sind angenommene falsche Verhaltensweisen nur noch schwer zu ändern.

Die Kost soll so zusammengestellt sein, daß alle wichtigen Lebensmittelgruppen in einer bedarfsgerechten Zusammensetzung angeboten werden. Folgende **Grundnahrungsmittel** sollten täglich in den aufgeführten Mengen enthalten sein:

Milchprodukte:	ca. 300 g,
Fleisch, Wurst:	ca. 40 g,
oder 4mal pro Monat Fisch:	ca. 40 g,
Eier:	maximal 2 pro Woche,
Butter, Margarine, Öl:	ca. 10 g,
Brot (kein Weißbrot!):	ca. 80 g,
Kartoffeln:	ca. 80 g,
Gemüse:	ca. 100 g,
Frischobst:	ca. 100 g,
Getränke:	ca. 500 ml.

In einem Vortrag fiel der Satz: „Füttern kann auch eine Form von Kindsmißhandlung sein!" Damit war die tägliche Nahrungs*menge*, nicht die Vielfalt gemeint. Kinder sollten frühzeitig von allen Speisen kosten und essen. Dazu brauchen sie Vorbilder, die Eltern: Wenn Eltern sich unvernünftig ernähren, werden die Kinder sehr schnell ebenfalls einseitige Eßgewohnheiten entwickeln. Entgegen der weitverbreiteten Meinung bevorzugen Kinder starke Geschmacksreize. Das heißt, ein Gulasch sollte zwar nicht extrem scharf sein, aber es darf eben ein Gulasch sein.

Kinder essen genauso mit den Augen wie Erwachsene. Darum sollte der Zubereitung und dem Servieren ebenfalls ausreichend Aufmerksamkeit gewidmet werden. Entsprechende Anregungen finden sich in nahezu jedem Kochbuch. Man muß jedoch auch darauf achten, daß die Kinder die Speisen mit dem „Werkzeug" bearbeiten können müssen. Sehr körniger Reis oder lange Nudeln stellen die noch ungeübten Esser oft vor schier unlösbare Probleme.

Meines Erachtens gehört zum Essen auch Disziplin. Damit meine ich nicht nur, daß das Essen nicht rasch und hastig heruntergeschlungen werden soll, sondern daß es auch gut gekaut werden muß. Kinder müssen frühzeitig lernen, daß Essen kein Spielzeug ist, mit dem man achtlos umgeht. Allzuoft werden hochwertige Nahrungsgüter auf diese Weise verschwendet.

Das Essen muß in Ruhe eingenommen werden ablenkende Spielereien, Singen, Spielzeug und vieles andere mehr sind abzulehnen.

5.3 Frühstück und Pausenbrot

Damit Kinder vernünftige Ernährungsgewohnheiten entwickeln, müssen nicht nur die Nahrungsmittel in ausgewogener Vielfalt angeboten werden, sondern die einzelnen Mahlzeiten sollten auch sinnvoll verteilt werden: Das Frühstück soll ungefähr 25%, die Zwischenmahlzeit etwa 10% des Nahrungsbedarfs ausmachen (Anmerkung: Mittagessen ca. 30%, Zwischenmahlzeit ca. 10%, Abendessen 25%).

Die Zwischenmahlzeiten sollten nicht durch Süßigkeiten oder stark zuckerhaltige Getränke bestritten werden! Ein hohes Zuckerangebot führt zu einer entsprechend erhöhten Insulinausschüttung. Diese wiederum bewirkt einen rascheren Abbau mit nachfolgendem Heißhunger.

Ein 6- bis 9jähriges Kind braucht für Frühstück und Pausenbrot etwa 450−550 kcal; diese setzen sich am besten aus rund 15 g Eiweiß, 15 g Fett und 75 g Kohlenhydraten zusammen.

In der Praxis wird man kaum Gelegenheit haben, mit Müttern entsprechend ausführlich zu sprechen. Daher empfiehlt sich, ihnen ein geeignetes Kochbuch zu nennen (bei dem man sich selbst die Mühe gemacht hat, es gründlich durchzuarbeiten).

Es gibt aber auch bei den Krankenkassen oder den Landeszentralen für Gesundheitsbildung Merkblätter zum Auslegen im Wartezimmer.

Was und wieviel soll ein Kind trinken? Diese Frage wird uns in der Praxis fast täglich gestellt. Die tägliche Trinkmenge wird ausschließlich durch die Wasserausscheidung bestimmt. Eine gute Orientierungsformel für die Praxis ist ein täglicher Wasserbedarf bei Kindern, der etwa 15−20% ihres Körpergewichts ausmacht. An heißen Tagen oder bei fieberhaften Zuständen erhöht sich die benötigte Wassermenge entsprechend.

Daraus läßt sich ableiten, daß die oft geübte Praxis, allen Säuglingen neben ihrer Flasche auch noch Tee anzubieten, grundsätzlich unnötig ist. Schon nach kurzer Zeit wird der Tee dahingehend mißbraucht, daß er nicht mehr zum Durstlöschen dient, sondern nun werden die Kinder damit „beruhigt". Später wird die Flasche ein Spielzeug, an dem permanent genuckelt wird, so daß eine Karies als Folge der dauernden Umspülung der Zähne, die den Aufbau einer gesunden Mundflora verhindert, zwingend vorprogrammiert ist. Es ist nicht so sehr der Zucker in dem einen oder anderen Kindertee, der kariogen wirkt, sondern das Fehlverhalten der Mütter, die die Teeflasche ihrem Kind aus Bequemlichkeit und leider auch Unverstand geben, weil es „halt alle so machen".

Da die normale Nahrung schon, je nach Zusammensetzung, Wasser enthält, kann als Faustregel gelten, daß die *tägliche Trinkmenge* eines Kleinkindes ungefähr 1/3 bis zur Hälfte seines täglichen Wasserbedarfs beträgt. Dabei müssen wir aufklärend darauf hinwirken, daß es völlig ausreicht, wenn Kinder Tee oder einfache verdünnte Fruchtsäfte trinken. Multivitaminsäfte und Limonaden sind völlig unnötig, für ihren Einsatz im Ernährungsplan eines Kindes gibt es keine vernünftige Begründung.

5.4 Diäten

Unter Diät versteht man bekanntlich eine Kost, die auf besondere Bedürfnisse eines Menschen speziell zugeschnitten ist. Jedermann weiß, wie schwer manchmal das Einhalten einer verordneten Diät fällt. Darum muß gerade bei Kindern, denen in der Regel die Krankheitseinsicht fehlt, darauf geachtet werden, ob eine Diät wirklich notwendig ist und daß diese Diät so liberal wie möglich gestaltet wird. Die Grundsätze der entsprechenden Diät müssen natürlich beachtet werden. Auf Mangelerscheinungen muß besonderes Augenmerk gelegt werden, obwohl diese in aller Regel auszuschließen sind.

5.4.1 Reduktionsdiäten

Wenn man darunter die zahllosen Abmagerungsrezepte versteht, sind alle sinnlos! Das Wort „Diät" leitet sich aus dem Griechischen her und bedeutet „Lebensweise". Wir wissen heute, daß der Übergewichtige seine Lebensweise ändern muß. Übergewichtigen Kindern fehlt fast immer die Krankheitseinsicht, obwohl sie andererseits durchaus unter dem Spott ihrer Umwelt leiden [143].

Am sichersten funktioniert eine Verringerung der Gesamtnahrungsmenge in Verbindung mit veränderten Eßgewohnheiten:

- Langsam und ruhig essen.
- Lange und gründlich kauen.
- Kleine Portionen auf Gabel und Löffel.
- Besteck immer wieder ablegen.

Reichhaltige, optisch ansprechende Angebote sind für die Kinder besonders wichtig; gute Anregungen finden sich in den *Brigitte-Diät-Büchern.*

Dort, wo die Möglichkeit besteht, sollte man eine Diätassistentin oder einen Diätassistenten um Rat fragen. Viele Volkshochschulen und Krankenkassen bieten entsprechende Kurse an. Nicht nur Mütter, sondern auch die betroffenen Kinder sollten daran teilnehmen.

5.4.2 Diät bei Stoffwechselerkrankungen

Prinzipiell gelten dieselben Vorschriften wie bei den Diäten erwachsener Patienten. Man muß bei Kindern nur beachten, daß Infekte oft die Stoffwechsellage aus dem Gleichgewicht bringen und daß die Gesamtkalorienmenge immer wieder neu − entsprechend der körperlichen Entwicklung und dem Wachstum − berechnet werden muß.

5.4.3 Phosphatfreie Diät

Diese Diät wird auch als „phosphatreduzierte" Diät bezeichnet. Sie wird immer wieder zur angeblich erfolgreichen Behandlung hyperaktiver Kinder propagiert. Ein wissenschaftlich nachweisbarer Effekt ist allenfalls in vereinzelten Fällen vorhanden. Für die weitaus überwiegende Zahl dieser Kinder bleibt die „Diät" jedoch ohne jeden positiven Effekt, während bei strikter Durchführung gefährliche Mangelerscheinungen bewiesen sind.

(Ohne auf dieses Ernährungsregime näher einzugehen, möchte ich auf die einschlägige Literatur [56, 88] verweisen.)

6 Erziehungstips und Verhaltensstörungen

[3, 46, 106, 157, 159]

„Das ganze Leben des Menschen und der Menschheit ist ein Leben der Erziehung", sagt Fröbel (in [157], S. 1779), der grundlegende Erkenntnisse der Pädagogik erarbeitet hat.

Erziehen heißt, Veränderungen des Erlebens und des Verhaltens anzustreben. Ohne Erziehung, also ohne Einfluß der Erwachsenen, leben Kinder von der unmittelbaren Befriedigung ihrer Triebwünsche ohne Beachtung geltender Normen.

Ursprünglich war Erziehung die Weitergabe und Übertragung von Erfahrungen, die für die Arterhaltung und Entwicklung notwendig waren. Spätere Vordenker entwickelten Vorstellungen, die über die soziale Rolle des einzelnen hinausgehen, sie widmeten sich der gesamten Persönlichkeit. Im Idealfall soll die Erziehung eine Lebensweise entwickeln, die die Kinder glücklich macht und sie zu Persönlichkeiten entwickelt, die frei und vollentwickelt an allen Formen des Lebens teilnehmen.

Während die Behavioristen glauben, daß Kinder praktisch als „unbeschriebenes Blatt" zur Welt kommen und durch ein außerordentlich feines Netzwerk von Strafe und Belohnung Handelsweisen oder Charakterzüge annehmen, glauben andere, daß bestimmte wichtige Anlagen die Persönlichkeit und ihr zukünftiges Handeln prägen.

Ganz gleich, wessen Ideen man mehr zugeneigt ist, *die größte Bedeutung für die Ausprägung von Charaktermerkmalen kann der Familie und der Atmosphäre zu Hause, also dem Familienklima, zugeschrieben werden.*

Es würde den Rahmen dieser Abhandlung sprengen, an dieser Stelle ein komplettes Erziehungsprogramm für jedes Lebensalter und jede erdenkliche Situation anzubieten. Die Problematik ist derart vielgestaltig, daß wir als Hausärzte in der Regel nur relativ kurz bestimmte Anregungen geben können.

Treten Schwierigkeiten bei der Erziehung oder ausgeprägte Verhaltensauffälligkeiten auf, darf man sich nicht scheuen, frühzeitig den Kinderpsychologen oder die Familienberatungsstelle einzuschalten.

Um besser abgrenzen zu können, ob es sich um physiologische oder unphysiologische Erscheinungen handelt, ist die Kenntnis der einzelnen **Entwicklungsphasen** und ihrer besonderen psychologischen Probleme notwendig.

Die **soziale Entwicklung** eines Kindes beginnt mit einer totalen Abhängigkeit im Säuglings- und Kleinkindesalter. Kleinkinder, dann Schulkinder, entwickeln aus der Anhänglichkeit zunehmend Selbständigkeit, bis nach der Pubertät die volle Selbständigkeit besteht. Besondere Krisenzeiten sind die Trotzphasen im frühen Kleinkindesalter und die Pubertät.

Das Hauptziel der Erziehung ist wohl die Entwicklung einer vollen Selbständigkeit, das Entdecken des Neuen, das Wagen und die Beherrschung verschiedener Tätigkeiten. Dazu brauchen die Kinder die Unterstützung der Eltern, die dabei nicht jeden Stein aus dem Weg räumen dürfen.

Eltern müssen sich davor hüten, zu strenge Forderungen an ihr Kind zu stellen. Dies fördert Ängste und birgt die Gefahr, Liebe und Zuneigung zu verlieren, wenn die vorgegebenen Regeln nicht erfüllt werden. Wenn dagegen alle Handlungen des Kindes von den Eltern gut gefunden werden, wird ein Kind nicht vor seinen eigenen Impulsen geschützt. *Kinder brauchen Grenzen, die ihnen inneren Halt geben.* Überbehütete Kinder neigen zu vermehrten Ängsten, sie lernen aber auch nicht, mit diesen Ängsten umzugehen.

Diese wenigen Punkte sollen aufzeigen, wie kompliziert das Erziehen ist, und es ist nur natürlich, daß dabei Fehler gemacht werden. Die **wichtigsten Ratschläge**, die man Eltern geben kann, sind kurz gefaßt:

- Wichtiger als bestimmte erzieherische Maßnahmen ist eine klare und durchgängige Grundhaltung. Man darf Kindern gegenüber nicht nachtragend sein, ein Sichabwenden muß mit dem Signal verbunden sein, das die Bereitschaft zur Wieder-Zuwendung enthält. Anhören, Erklären und Erzählen sind zwar wichtige Elemente der Erziehung, Erziehungsmaßnahmen selbst sollten aber primär unkommentiert erfolgen, erklärende Gespräche folgen später.
- Kinder dürfen ruhig erfahren, daß Eltern müde, abgespannt und nervös reagieren können. Ein Vertrauensverhältnis wird dadurch nicht gestört, wenn es sich um einzelne Fehlreaktionen handelt.
- Das Ziel ist selbständiges Handeln, Abschätzenlernen, was dieses Handeln bewirkt, und die Möglichkeit, sich einer Gruppe anzupassen, ohne die eigene Identität aufzugeben.

Grundsätzlich sind körperlich schmerzhafte Strafen abzulehnen, obwohl affektbetonte Handlungen vorkommen. Bei derartigen Überreaktionen sollten Eltern sich durchaus beim Kind entschuldigen und die betroffenen Kinder trösten.

Comenius stellte für alle Eltern und Erziehenden fest:

Sollten Kinder jemandem als etwas Schlechtes erscheinen, sei nicht darauf bedacht, was sie sind, sondern darauf, was sie sein sollen, denn sie sind vorausbestimmt, Weltbewohner nach uns zu werden.

6.1 Schlafstörungen [53, 173]

Die Klagen über Schlafstörungen von Kindern nehmen laufend zu. Genauso wie wir Erwachsenen brauchen auch die Kinder den Schlaf zur Erholung und Regeneration, wobei wir heute wissen, daß der physiologische Schlaf kein passives, sondern vielmehr ein aktives Geschehnis ist. Störungen des Schlafes werden üblicherweise in 4 Hauptgruppen unterteilt:

- Hyposomnien (Ein- und Durchschlafstörungen).
- Dyssomnien oder Parasomnien (Reden im Schlaf, Schlafwandeln, Pavor nocturnus; vgl. B 11.1.5).
- Hypersomnien (Narkolepsie, Schlafapnoe).
- Symptomatische Schlafstörungen bei psychiatrischen Erkrankungen.

Im Kindesalter spielen die beiden ersten Gruppen die bedeutendste Rolle. Um ratsuchenden Eltern qualifiziert helfen zu können, sind einige grundlegende Kenntnisse des physiologischen Schlafverhaltens notwendig, wobei auf die Besonderheiten der Entwicklung geachtet werden muß.

In den ersten 6 Monaten entwickelt sich erst ganz allmählich ein Tag-Nacht-Rhythmus, entsprechende Darstellungen lassen ihn erst im Alter von etwa 9–10 Wochen erkennen. Immerhin brauchen Säuglinge 6 Monate, um ein stabiles Wach-schlaf-Verhalten zu entwickeln.

Mütter klagen oft, daß ihre Säuglinge zu wenig schlafen, in der Nacht noch so oft „kommen", sie zeigen sich besorgt über die zu geringe Schlafdauer und das fehlende Durchschlafen. Eine medikamentöse Behandlung ist absolut nicht notwendig. Erforderlich ist die Aufklärung, daß ein junger Säugling eben kaum länger als 3–4 h ohne Nahrung auskommt.

Problematischer sind die Ein- und Durchschlafstörungen bei Kleinkindern. Sie treten als passageres Ereignis mit unspezifischen oder nicht faßbaren Ursachen fast bei jedem Kind auf. Erfahrungsgemäß handelt es sich um Störungen, die selten länger als 2–3 Wochen dauern, oft treten sie während Entwicklungssprüngen auf. Schwierigkeiten bereiten dagegen diejenigen Störungen, die sich als Fortsetzung des Tagesablaufs oder bestimmter Erlebnisse entwickeln. Während bei den passageren Ereignissen meist einfache Beratungsgespräche ausreichen, müssen die tiefergreifenden Schlafstörungen verhaltenstherapeutisch kuriert werden.

Die Verordnung eines Schlafmittels sollte – nicht nur bei Kindern – streng gestellt werden. Man kann sie nur als vorübergehende kurzfristige Entlastung rechtfertigen, wenn die Eltern nach einigen durchwachten Nächten nervlich „am Ende" sind. Bei praktisch allen gängigen Präparaten ist an Sucht und Gewöhnung zu denken. Deshalb ziehe ich persönlich pflanzliche Präparate vor, auch wenn deren Wirkung umstritten ist [89].

6.2 Trotzreaktionen [3, 29, 193]

Im 2. Lebensjahr und Kleinkindesalter kennen wir die sog. **Trotzphase**. Diese soziale Entwicklungsphase ist im 2. Lebensjahr von besonderen emotionalen Neigungen geprägt. Das zunehmend selbständige Handeln und ein ausgeprägtes Autonomiebedürfnis kollidieren mit den Erziehungszielen der Eltern. Heftige Wutausbrüche und eine verstärkte Irritationsbereitschaft führen zu typischen Auseinandersetzungen um die Dominanz.

Im Kleinkindesalter identifiziert sich ein Kind üblicherweise mit geliebten und stärkeren Personen, meist älteren Geschwistern oder Elternteilen. Das im 2. Lebensjahr sich entwickelnde Autonomiebedürfnis setzt sich fort; Erziehungsprobleme durch typische Trotzreaktionen sind oft die Folge. Wutanfälle, ausgeprägter Ungehorsam, abnorme Aggressivitäten zählen zu jenen psychischen Auffälligkeiten, bei denen ein Beratungsgespräch mit den Eltern nicht mehr ausreicht, sondern eine psychotherapeutische Intervention erforderlich ist.

6.3 Enuresis und Enkopresis

An dieser Stelle soll nur von Störungen die Rede sein, die wiederholt unkontrolliert ohne organische Ursache auftreten und jenseits des 5. Lebensjahres bestehen (vgl. B 9.5.2).

Beide Phänomene weisen *hohe Spontanremissionsquoten* auf; nichtsdestoweniger besteht bei den Müttern und den betroffenen Kindern ein hoher Leidensdruck, der eine ärztliche Intervention erforderlich macht.

Über die Ätiologie der nichtorganischen Enuresis und Enkopresis gibt es verschiedene Theorien, auf die hier nicht näher eingegangen werden soll. Ich empfehle, Kinder mit derartigen Störungen dem Kinderarzt vorzustellen. Therapeutisch halte ich diesen Weg für sinnvoll: die verhaltenstherapeutische Behandlung, die medikamentös unterstützt werden kann.

Die Verhaltenstherapie gehört in die Hände eines entsprechend ausgebildeten und erfahrenen Therapeuten. Medikamentös kann bei der Enuresis ein Antidepressivum (Imipramin = Tofranil) eingesetzt werden (1 – 2,5 mg/kg KG einmal abends). Zur Unterstützung bei Enkopresis kann die Verbesserung des Darmtonus mit Mutterkornalkaloiden (Dihydroergotamin) erwogen werden.

Obwohl die apparative Konditionierung der Enuresis nach Literaturangaben mit außerordentlich hohen Erfolgsquoten belegt ist, lehne ich diese fast immer ab. Der Schlaf wird auf unphysiologische Weise unterbrochen, das derart behandelte Kind hätte also keinen erholsamen Schlaf, was sich insbesondere bei Schulkindern nur nachteilig bemerkbar machen kann.

Vorzuziehen sind die beiden anderen Verfahren in Kombination. Die Erfolge sind letztlich nicht schlechter, sicher auch durch die bereits erwähnten Spontanheilungen.

6.4 Daumenlutschen

Das Daumenlutschen ist, ähnlich wie andere Erscheinungen (Nägelkauen, Jaktationen und kindliche Masturbation) ein Verhalten, das auf Lustgewinn ausgerichtet ist.

Meist sind leichte vorübergehende emotionale Störungen der Auslöser. Aufmerksamkeit verdient das Phänomen, wenn es über das 4. bis 5. Lebensjahr hinausgeht; dann sollte der Versuch einer ätiologischen Klärung erfolgen, wobei wohl im Regelfall eine Automatisierung einer zurückliegenden Symptomatik vorliegt. Es gibt keine spezifische Therapie, Zwangsmaßnahmen sind abzulehnen.

6.5 Nägelbeißen

Für das Nägelbeißen gilt prinzipiell das oben Gesagte. Die Erscheinungen sind teilweise auf emotionale Faktoren zurückzuführen, treten bevorzugt zwischen dem 8. und 10. Lebensjahr auf und stellen eine Art Ersatzbefriedigung dar. Auch für das Nägelbeißen existiert keine spezifische Therapie, die Prognose für das spontane Verschwinden jenseits der Pubertät ist gut.

6.6 Hyperaktive Kinder [159, 193]

Diese Kinder zeichnen sich durch Aufmerksamkeitsstörungen, Impulsivität, Hyperaktivität und Erregbarkeit aus. Es bestehen nur kurze Aufmerksamkeitsspannen, die Kinder sind leicht ablenkbar. Die Überaktivität ist ungehemmt, unorganisiert und ungesteuert, Stimmungsschwankungen sind die Regel.

Als Folge machen sich oft Entwicklungsverzögerungen und Defizite bei der Ausbildung bestimmter Fähigkeiten bemerkbar; die zwischenmenschlichen Beziehungen werden zunehmend gestört.

Dieses als **„hyperkinetisches Syndrom"** bezeichnete Phänomen läßt Eltern und Erzieher verzweifeln, die Kinder leiden zu Unrecht unter dem nicht ausbleibenden Liebesentzug, den Strafen und dem eigenen Versagen.

Die Prognose des unbehandelten hyperkinetischen Syndroms ist ungünstig; Knaben sind häufiger betroffen als Mädchen.

Das Krankheitsbild wird allein aus einer umfangreichen gezielten Befragung diagnostiziert. Man wird Kinder, bei denen der Verdacht auf ein hyperkinetisches Syndrom besteht, untersuchen und beobachten, aber die Gleichsetzung mit frühkindlichen zerebralen Funktionsstörungen ist falsch. Es sollten allenfalls orientierend Befunde erhoben werden, die das gleichzeitige Vorliegen anderer Störungen bestätigen können. Es ist sinnlos, EEG, Röntgenaufnahmen, Tomogramme oder Blutuntersuchungen durchzuführen. Eine zusätzliche Belastung für das Kind würde auch die nicht indizierte stationäre Abklärung bedeuten. Diese diagnostischen Irrwege lassen sich vermeiden, wenn die Kinder dem Spezialisten vorgestellt werden.

Die Ätiologie ist noch immer Gegenstand der Forschung. Es gibt vielversprechende Ergebnisse, die auf eine Störung des Katecholaminstoffwechsels und auf ein Serotonindefizit hinweisen.

> Bei der Therapie des hyperkinetischen Syndroms ist der Führungsanspruch
> des behandelnden Arztes ganz besonders wichtig! Nutzlose und unsinnige
> Therapieempfehlungen sind: phosphatarme Diät, zuckerfreie Diät, Psycho-
> therapie, autogenes Training oder Perzeptionstraining.

Die mit Abstand wirksamste Behandlung ist die Pharmakotherapie mit Stimu-
lanzien, unterstützt und begleitet durch eine Verhaltenstherapie. Bei den Sti-
mulanzien sind DL-Amphetamin und Methylphenidat (Ritalin) die geeignet-
sten Präparate.

Die Wirkung dieser Medikamente tritt rasch ein, bei rund 80% der so behandelten Kinder bessern sich die Symptome verschieden stark. Als Nebenwirkungen werden Appetitlosigkeit und gelegentlich Einschlafstörungen registriert, die nach meiner Beobachtung aber bei modifizierter Dosierung nach
einer gewissen Zeit verschwinden, in jedem Fall sofort nach Absetzen der Therapie sistieren.

Die medikamentöse Behandlung kann bei Schulkindern in den Ferien unterbrochen werden. Sie wird in aller Regel so lange fortgeführt, bis die Kinder
ihr Verhalten selber steuern können; das ist meist erst nach der Pubertät der
Fall.

Die Sorge, daß diese Behandlung zur Sucht führen könnte, ist völlig unbe-
gründet. Die betroffenen Kinder wehren sich eher gegen die Medikamentenein-
nahme.

Abschließend soll noch einmal daran erinnert werden, daß diese Kinder
im Erwachsenenalter psychogene Störungen entwickeln können, dissoziale
Verhaltensweisen sind möglich. Nach heutigem Wissensstand vermindert sich
der Anteil derer, die dieses Schicksal erleiden, nur dann, wenn eine frühzeitige und effektive Behandlung erfolgte. Aus diesem Grund sollten diese Kinder
entsprechend qualifiziert betreut und dem versierten Kollegen anvertraut
werden.

6.7 Fernsehen [39]

Fernsehen gehört mittlerweile zu den alltäglichen Gewohnheiten des Menschen. Die Forscher, die sich mit den Auswirkungen des Fernsehens auf die
Entwicklung der Kinder befassen, sind sich in ihren Beurteilungen keineswegs
einig. Daher ist es mir unmöglich, eine „Lehrmeinung" zum „Miterzieher
Fernseher" weiterzugeben. Ich kann nur die medizinisch und wissenschaftlich
gesicherten Fakten darstellen. Schlußfolgerungen ergeben sich aus der jeweils
eigenen Lebensgestaltung automatisch.

Amerikanische Untersucher teilen mit, daß fast die Hälfte aller Vorschul-
kinder den Fernseher dem eigenen Vater vorziehen. Bis zum 14. Lebensjahr erleben amerikanische Kinder 11 000 Morde auf dem Bildschirm. Jede Fernsehstunde ist mit 7,5 Gewaltakten befrachtet. Als häufige gesicherte Störungen

wurden 1989 in Paris Ein- und Durchschlafstörungen, Kopfschmerzen, Migränekrisen, Haltungsanomalien und Adipositas herausgestellt.

Fernsehen wird als lehrreich und unterhaltsam von den Fürsprechern bezeichnet, es fördere die Sprachentwicklung. Kinder können erst mit 7 Jahren szenische Abläufe einigermaßen korrekt erfassen. Logische Sprünge, Zeitverschiebungen und beschleunigte Montagen verstehen die Jüngeren nicht; gerade aber das ist es, was einen Film lebendig und spannend macht.

Filme zeichnen sich durch eine „relative Sprachlosigkeit" aus; Handlung und Bildschnitt sind die Informationsvermittler. Kleinkinder können nur in unvollständigen Sätzen einzelne Szenen nacherzählen, Einzeleffekten schenken sie große Beachtung, was sich auch im Spiel beobachten läßt: Kurze Actionszenen fallen besonders auf. Man weiß, daß die zunehmende Erfahrung eines Kindes auf seinen Eigenaktivitäten, seiner Impulsivität und seinen sozialen Kontakten beruht; dies sind Dinge, die das Fernsehen nicht übermitteln kann.

Über die Frage, welche Fernsehdauer erlaubt ist, gibt es ebenfalls kaum exakte Anweisungen oder Hilfen. In der Literatur besteht Übereinstimmung, daß ab 10 Stunden Fernsehkonsum pro Woche negative Einflüsse etwaigen positiven überwiegen.

Als Hausärzte wissen wir, daß die meisten Eltern zu diesem Problem eine ambivalente Einstellung besitzen. Was und wieviel ein Kind fernsehen darf, wird durch die Erziehungsziele der Familie definiert: Was werden das für Kinder sein? Was ist es, was wir der nächsten Generation mit auf den Weg geben wollen? Sind es wirklich die Scheinwelten des Fernsehens, die Konsumwünsche und die Brutalitäten?

6.8 Lesen

Zu diesem Thema möchte ich einleitend Astrid Lindgren zitieren:

> Alles, was an Großem in der Welt geschah, vollzog sich zuerst in der Phantasie eines Menschen, und wie die Welt von morgen aussehen wird, hängt in großem Maß von der Einbildungskraft jener ab, die gerade jetzt lesen lernen. Deshalb brauchen Kinder Bücher, an denen ihre Phantasie wachsen kann.

Lesen hat einen unbestrittenen Stellenwert, es ist eine unabdingbare Voraussetzung für Zufriedenheit und Erfolg im Leben. Für Eltern ist es oft schwierig, aus der Vielfalt der angebotenen Bücher das richtige auszuwählen. Üblicherweise wird man in einer guten Buchhandlung fachgerecht beraten. Bei der Auswahl eines Kinderbuches orientiert man sich an den Angaben zum Lesealter. Man darf aber Lesealter nicht gleich Lebensalter setzen. Lesealter ist ein Hinweis auf den Wissens- und Erfahrungsstand und auf das Beschäftigungsalter eines Kindes. Spezielles Sachwissen eines 9jährigen kann dem Altersdurchschnitt von 11jährigen entsprechen. Umgekehrt kann das Sachwissen eines 11jährigen auch dem eines 9jährigen entsprechen. Das bedeutet keine Wertung, es beschreibt lediglich Neigung und Wissensstand auf einem bestimmten Gebiet.

Bei der Auswahl von Büchern für Kinder sollte man sich an den Empfehlungen des Arbeitskreises für Jugendliteratur orientieren. Sie gewährleisten sachliche Richtigkeit des Textes und der Bilder. Die didaktische Aufbereitung, d. h. die kindnahe Gestaltung mit thematisch notwendigem Wechsel von Bild- und Textteil, Illustrationsart, Gesamtdarstellung, Schriftstil und Genauigkeit sind lesealtergerecht.

6.9 Familie

Die Frage, ob ein Kind in der Familie oder in einer Gruppeneinrichtung besser aufwächst und erzogen wird, beschäftigt unsere Gesellschaft schon so lange, wie es die professionelle Fremdbetreuung von Kindern gibt [46, 96, 106].

Familienerziehung zeichnet sich durch einige Besonderheiten aus, die nach allgemeiner Auffassung für die Persönlichkeitsbildung der Kinder unverzichtbar erscheinen.

Während eine **kollektive Erziehung** nach wissenschaftlich fundierten Methoden erfolgt, geschieht dies in der Familie in der Regel auf einer emotionaleren Ebene. Eltern empfinden Stolz, wenn Kinder Erfolg haben, auf der anderen Seite sind sie enttäuscht, wenn sich Mißerfolge einstellen. Eltern können durch kindliches Verhalten betroffen und beleidigt sein, sich über Dummheiten ärgern. Diese Reaktionsformen fehlen im Regelfall bei kollektiven Erziehungsformen. Die Familie schützt bei Gefahr.

Diese Situation führt dazu, daß Eltern normalerweise schlechte Lehrer für ihre eigenen Kinder sind, sie sind zu unduldsam, vermuten zu schnell „Faulheit". Auch das System für Belohnungen und Strafen unterscheidet sich in der Familie vom wissenschaftlichen Standpunkt einer „Erziehungstechnologie". Die Familie erlaubt Belohnungen zu jeder Zeit aus geringstem Anlaß. Schenken und Beschenken bereitet Freude. Strafen werden nur selten mit kühlem Verstand ausgeteilt. Das Ergebnis der eigenen Betroffenheit führt zu gewissen Aggressionen gegenüber dem Schuldigen, wobei gleichzeitig eine gewisse Erleichterung empfunden wird, wenn eine Strafe beendet ist.

Das wesentliche Merkmal der Familienerziehung scheint mir die gemeinsame Freude, während die professionelle Erziehung mehr durch den Erziehungsplan gekennzeichnet wird. Das schließt nicht aus, daß manche Eltern nicht sehr geschickte Erzieher und viele Erzieher durchaus menschlich engagierte Persönlichkeiten sein können. Familien- und Kollektiverziehung nehmen unterschiedliche Positionen im Leben der Kinder ein, wobei der Familie die grundsätzliche Bedeutung zukommt, Kollektiverziehung kann immer nur eine – wenn auch wichtige – Ergänzung sein.

6.10 Alleinerzieher

Alleinerzieher ist ein Modewort, das m. E. nur auf die Probleme und Bedürfnisse des Erwachsenen hinzielt, wobei die grundsätzliche Frage im Raum steht: Wer erzieht denn schon sein Kind allein?

Mich bewegt vielmehr die Situation der Kinder. Sind sie es doch, die am meisten unter dieser speziellen Situation leiden, schließlich sind sie Halbwaisen! Die Kinder sind viel weniger in der Lage, diese Situation mit ihren intellektuellen Fähigkeiten zu verarbeiten, als dies Erwachsene vielleicht können.

Die Situation für Kinder entsteht durch 2 herausragende Ereignisse: den Verlust eines Elternteils entweder durch Tod oder durch Scheidung.

Der Tod bedeutet für Kinder eine emotionale Belastung, bei der Traurigkeit, Weinen, Verlassensängste, aggressive Ausbrüche, Schulleistungsabfall und andere regressive Verhaltensstörungen auftreten können. Diese Phasen sind normalerweise zeitlich befristet, die Situation stabilisiert sich, wenn nicht bedeutsame Veränderungen in den Lebensbedingungen eintreten. In diesen Fällen wird eine psychotherapeutische Begleitung notwendig.

Ganz anders ist die Situation der Scheidungswaisen. Leider werden fast immer die Kinder in ganz brutaler Weise in das Trennungsgeschehen einbezogen. Die Belastung für die Kinder stellt nicht nur die Trennung als solche dar, sondern das Verhalten der Eltern, die sich gegenseitig abwerten und die **Kinder als „Waffe"** gegen den früheren Partner einsetzen.

Als Hausarzt haben wir die schwierige Aufgabe, nicht Partei eines Elternteils zu ergreifen, sondern Wächter des Kindswohles zu sein. Wir müssen alle Mittel ausschöpfen, auch durch psychologische Tests, um herauszufinden, welche Lösung im Fall der Trennung der Eltern den betroffenen Kindern am wenigsten Schaden zufügt. Schaden werden die Kinder immer nehmen, wenn die vormaligen Partner hier nicht kooperieren (lernen), schließlich bleiben Eltern die Eltern.

7 Kindergarten, Schule und Schulprobleme

[6, 27, 36, 37, 84, 96, 128]

Kinder sind auch ein „Wirtschaftsgut", wie z. B. eine saubere Umwelt. Erst wenn sie knapp werden und geschädigt sind, fällt auf, daß unsere Zukunft von diesem „Wirtschaftsgut" entscheidend abhängt. Wie müssen also behutsam mit ihnen umgehen, auch wenn wir den Wert dieser „Investitionen" erst nach Jahrzehnten erkennen werden.

Es ist keine Frage, daß wir heute − entgegen anderslautenden Beteuerungen − in einer zunehmend kinderfeindlichen Welt leben. Kinder behindern Karrieren, verhindern „Selbstverwirklichungstendenzen" und wirken allgemein störend, wo Ruhe gesucht wird. Kinder sind fremdbestimmte Mitglieder unserer Gesellschaft, d. h. andere, die Erwachsenen, bestimmen darüber, was den Kindern und ihrer Entwicklung dienlich sein soll. Leider wird dieses Fremdbestimmen in vielen Fällen nicht von Sachverstand geleitet. Dies allein wäre noch niemandem vorzuwerfen, es kann nicht jeder Entscheidungsträger auch Sachverständiger sein. Was wir als Haus- und Kinderärzte fordern müssen, ist, daß sich die Entscheidungsträger sachkundig beraten lassen und nicht modischen Entwickungen um jeden Preis ungehemmt und kurzsichtig nachlaufen.

In einer Zeit, die von Vorsorge geprägt wird, ist es die Aufgabe von uns Ärzten, Vorsorge zu treffen, daß Kindergarten und Schule optimale Voraussetzungen dafür bieten, daß sich unsere Kinder ungestört und entsprechend ihren Fähigkeiten entwickeln dürfen. Darum scheint es mir notwendig, im folgenden auf einige grundlegende Dinge für diese beiden Lebensabschnitte hinzuweisen.

7.1 Kindergarten und Kinderkrippen

Über die Fremdbetreuung von Kindern gibt es zahllose Untersuchungen und Veröffentlichungen [46, 106]. Der Wert des Kindergartenbesuchs für 4- und 5jährige Kinder ist unbestritten, wenn der Kindergarten eine kindgerechte pädagogische Bildungseinrichtung und nicht eine „Kinderbewahranstalt" ist. Eine Ganztagsbetreuung ist aus kinderärztlicher Sicht grundsätzlich abzulehnen, sie kann nur die Ausnahme sein. Dies gilt auch für die Krippenbetreuung von Kindern unter 4 Jahren. Kinderkrippenbetreuung für diese Altersgruppe erfordert eine hervorragende Ausstattung und Spitzenpersonal, eine derartige Betreuung kostet nach Ansicht von Fachleuten mindestens 2000,− DM pro Kind pro Monat.

> Kinder bis zum 4. Geburtstag sollten in der Familie aufwachsen können. Unsere Anstrengungen müssen also auf die Lebenssituation der Familien gerichtet werden.

Kinder brauchen Liebe, Zeit und Einfühlungsbereitschaft ihrer Eltern und das Zusammenleben mit Geschwistern. Geschwistererfahrungen sind in vielen Fällen nicht möglich, dann helfen Kinderspielgruppen, die zusammen mit den Eltern — oder wenigstens mit einem Elternteil — besucht werden.

Erst nach dem 4. Geburtstag sind außerfamiliäre Sozialerfahrungen sinnvoll, sie müssen sich allerdings allmählich entwickeln.

Die Kinder sind die schwächsten Glieder unserer Gesellschaft. Wenn wir sie schützen wollen, muß eine Änderung unserer Wertvorstellung von der elterlichen Erziehung erfolgen. Der Kindergarten darf kein Parkplatz für die Kinder sein, damit Eltern arbeiten können. Er muß für die betreuten Kinder Chancengleichheit vor dem Schuleintritt bewirken. Das heißt auch, daß er institutionell und personell so ausgestattet ist, daß er dieser Forderung überhaupt gerecht werden kann.

7.2 Einschulung [6, 106]

Die Diskussionen von Schulreformen und Schulzeitreformen beleben immer wieder auch die Idee, die Schulzeit vorzuverlegen, Das ist aus kinderärztlicher Sicht rundweg abzulehnen! Es mag gelegentlich Kinder geben, für die eine vorzeitige Einschulung mit 5 Jahren sinnvoll ist; diese Kinder und diese Situation sind aber als Ausnahmen zu sehen. Die Beständigkeit der gefühlsmäßigen Bindungen in der Familie legt Grundlagen für das gesamte weitere Leben. Erst etwa ab dem 4. Geburtstag sind die Kinder in der Lage, allmählich und halbtags beginnend, außerfamiliäre Erfahrungen in Gruppen mit anderen Kindern zu sammeln und sinnvoll zu verarbeiten. Dieser Prozeß zieht sich bis zum 7. Geburtstag hin und hat dazu geführt, daß z. B. in den USA Überlegungen angestellt werden, die Kinder erst mit 8 Jahren einzuschulen.

Einer Ausrichtung des Einschulungsalters nach unten fehlt ein pädagogisches Konzept. Sie würde nur eine stärkere psychische Belastung der Kinder bedeuten. Eine derartige Vorverlagerung bedeutet auch den Verlust eines Sechstels der Kindheit; dies müssen wir Ärzte verhindern, denn oft werden Eltern dazu verleitet, ihr Kind vorzeitig einzuschulen.

Die sog. „Schulreifetests" erlauben keine Aussage über evtl. vorhandene Teilleistungsschwächen. Darum obliegt es allein dem behandelnden Arzt, der die Kinder kennt, in Zusammenarbeit mit dem Kindergarten und den Eltern die Schulreife eines Kindes zu beurteilen. Im Zweifelsfall wäre eine Rückstellung für 1 Jahr dienlich und sollte immer großzügig erfolgen.

7.3 Schulweg

Die Konzentration des Schulwesens hat bekanntlich zur Auflösung der „Dorf-schule" geführt, was wiederum bedingt, daß sehr viele Schüler schon in der Grundschulzeit Fahrschüler sein müssen. Leider ist festzuhalten, daß den gesundheitlichen und psychischen Besonderheiten der Kinder in diesem System nur äußerst unzureichend Rechnung getragen wird. Uns Ärzten ist die gesundheits- und gesellschaftspolitische Aufgabe gestellt, hier immer wieder mahnend und aufklärend schrittweise Verbesserungen für die Kinder einzufordern. Wir dürfen dabei nicht nachlassen, denn es zeichnet sich schon jetzt eine gewisse Resignation und Lethargie durch Gewöhnung an einen Zustand ab, der keineswegs auch nur annähernd kindgerecht ist.

Die **Grundforderung** bleibt: Möglichst viele Grundschüler müssen ihre Schule zu Fuß erreichen können. Die Abhängigkeit von einem Verkehrsmittel bewirkt Zeitverluste auf Kosten notwendiger Erholungspausen. Wenn die Schule nicht in dem bekannten und selbsterkundeten Lebensbereich liegt, ist es für ein Kind unmöglich, das schützende Elternhaus notfalls auf eigenen Füßen zu erreichen. Junge Schüler entwickeln nicht selten ein Gefühl der Verlorenheit und Abhängigkeit, das ihnen für lange Zeit die innere Sicherheit nimmt.

Überlange Schulwege bringen Verluste an Zeit und Energie, die sich zwangsläufig zum Nachteil der Kinder auswirken. Abgesehen davon ist nachgewiesen, daß die wünschenswerten Kontakte zwischen Elternhaus und Schule mit zunehmendem geographischem Abstand abnehmen.

7.4 Fahrschüler [101]

Fahrschüler sind grundsätzlich als benachteiligte Schüler anzusehen. Sie müssen eher aufstehen, die allgemeinen Körperfunktionen sind oft noch nicht hinreichend aktiviert, schon beim Frühstück erfolgen die ersten Ausfälle.

An die Transportbedingungen sind Forderungen zu stellen, die v. a. der gesundheitlichen Absicherung dienen. Aus Gründen des Unfallschutzes ist für jedes Kind ein Sitzplatz unumgänglich. Auf keinen Fall darf ein Kind länger als 8 min stehen. Gerade in den Wachstumsphasen sind die Kinder bekanntlich wenig belastbar, sie ermüden beim Stehen schneller als beim Gehen. Die Regelung, daß auf 2 nebeneinanderliegenden Sitzplätzen 3 Schüler sitzen dürfen, ist nur auf durchgehenden Sitzbänken und allenfalls bis zum 8. Lebensjahr vertretbar. Durchgehende Sitzbänke findet man heute nur noch in den allerwenigsten Autobussen.

In Schülerbussen sollte grundsätzlich eine erwachsene Aufsichtsperson mitfahren, damit kleinere und schwächere Schüler nicht durch stärkere und ältere drangsaliert werden. Altersgerechte Fahr- und Wartezeiten dürften im 1.–4. Schuljahr höchstens 30 min, im 5.–10. Schuljahr höchstens 45 min betragen.

Diese Zeitgrenzen dienen dem gesundheitlichen und seelischen Schutz der Kinder. Das erfordert den Einsatz von mehr Fahrzeugen, die die jeweils günstigste Fahrtstrecke fahren müssen, als dies bisher allgemein geübte Praxis ist.

7.5 Schultasche [63, 70]

Jedes Jahr, wenn die Einschulungstermine näherrücken, wird die Frage nach dem Schulranzen aktuell. Obwohl wir Hausärzte sicher am ehesten qualifiziert wären, zu diesem Probleme Stellung zu nehmen und fachmännisch zu beraten, werden wir in den seltensten Fällen befragt.

Der Schulranzen (vgl. A 3.4.1) muß 2 Anforderungsbereichen gerecht werden: dem gesundheitlichen und dem schulischen Bereich.

Der **gesundheitliche Aspekt** ist kurz zu beschreiben: der Ranzen muß unbedingt mit 2 Trageriemen auf dem Rücken getragen werden, auf die korrekte Riemenlänge ist zu achten, damit die Last nicht nach hinten unten zieht. Der Ranzen selbst darf bei Schulanfängern nicht mehr als 1 kg, bei älteren Kindern nicht mehr als 1,3 kg wiegen. Das Gesamtgewicht darf 10% des Körpergewichts nicht überschreiten.

Die **„technischen" Anforderungen** ergeben sich aus den Funktionen. Eine DIN-A4-Mappe sollte hochkant in den Ranzen passen. Der Ranzen sollte aus hellem Material sein, er darf keine scharfen Kanten und Ecken haben. Reflektierende Schnallen erhöhen die Verkehrssicherheit, sie müssen für die Kinder leicht zu bedienen sein. Für das Pausenbrot ist ein getrenntes Fach sinnvoll.

7.6 Pausenbrot

Bei einer vernünftigen Ernährung sollen für das Pausenbrot etwa 10% der täglichen Kalorienaufnahme angesetzt werden. Damit einem physiologischen Leistungsknick zwischen 10 und 11 Uhr entgegengewirkt werden kann, muß die Pausenmahlzeit entsprechend zusammengesetzt sein. Es empfiehlt sich Schwarzbrot als pflanzlicher Eiweiß- und Kohlenhydratspender, dazu tierisches Eiweiß in Form von Wurst, Käse, Milch oder Joghurt, zusätzlich etwas Obst.

Die Eltern müssen darauf achten, was den Kindern schmeckt und daß sie nicht zuviel mitnehmen, damit das Pausenbrot nicht in den Papierkorb wandert. Leider werden noch immer an vielen Schulen in den Pausen minderwertige Süßigkeiten und Getränke an die Kinder verkauft. Hier müssen wird die Eltern entsprechend beraten, so gibt es in Bayern für Schulleiter, Fachlehrer und Hausmeister laufend Kurse des „Kuratoriums Schulverpflegung e.V." über die richtige Ernährung von Schulkindern. Ähnliche Einrichtungen existieren in allen anderen Bundesländern, entsprechende Unterlagen stellen die Landeselternvereinigungen zur Verfügung.

7.7 Sitzmöbel [9]

Schulmöbel (vgl. A 3.4.1) verursachen wahrscheinlich keine Haltungsschäden, aber sie fördern und verstärken diese ganz erheblich. Darum ist eine Grundforderung, Schulmöbel individuell den Schülern anzupassen. Zum Schreiben und Lesen muß die Arbeitsfläche um 16° geneigt sein.

Ich möchte in diesem Zusammenhang auf die ausgezeichneten Empfehlungen der „Kommission Anwalt des Kindes" und die Übersichtsarbeit von Berquet im Deutschen Ärzteblatt [9] sowie den Videobeitrag aus der Serie „puls" des perimed-Verlages zu diesem Thema hinweisen.

7.8 Unterrichtsdauer und Hausaufgaben

So sehr die Verkürzung der Arbeitszeit für Arbeitnehmer wünschenswert sein mag, bei aller Diskussion um dieses Problem werden die Kinder regelmäßig vergessen. Jede Arbeitszeitverkürzung wirft zunehmend das Problem auf, ob die wöchentliche Unterrichtsdauer und die notwendige Zeit für Hausaufgaben dieser allgemeinen gesellschaftlichen Tendenz angepaßt werden können. Viele Arbeitnehmer brauchen bereits ab Freitag Mittag nicht mehr zu arbeiten, wenn dann die Kinder noch die Schule besuchen oder Hausaufgaben zu erledigen haben, „stört" dies bei der Wochenendfreizeitgestaltung.

Beim Abschätzen der Arbeitszeit für Schüler muß vom Fahrschüler ausgegangen werden, der heute eher der Regelfall ist. Warte- und Fahrzeiten müssen mindestens zum Teil der Berechnung der Arbeitszeit mitgerechnet werden, da sie für die Kinder nicht erholsam sind.

Folgt man den Empfehlungen der „Kommission Anwalt des Kindes", dürfen im 1. und 2. Schuljahr 15 Wochenstunden Unterricht (5-Tage-Woche) und 45 min Hausaufgabenzeit nicht überschritten werden. Für das 3. und 4. Schuljahr gelten demnach 20 Wochenstunden Unterricht und ca. 1 h Hausaufgabenzeit.

Wir müssen vergleichen, daß heute allgemein 7 h Arbeit pro Tag für Jugendliche über 16 Jahren und Erwachsene als Höchstgrenze gefordert werden. Wo bleibt die Erkenntnis, daß unsere Kinder weniger belastbar sind? Ärzte müssen sich stärker als bisher engagieren, damit diese Gruppe der Schwachen besser geschützt wird! Das heißt allerdings auch, daß wir den Eltern klarmachen müssen: Kinder haben bedeutet, auch verzichten zu können.

7.9 Schulschwierigkeiten [6, 34, 36, 37, 84, 128]

Unsere Gesellschaft ist leistungsorientiert, Leistungssteigerung bewirkt meist ein besseres Einkommen, damit verbunden ist ein höheres Sozialprestige.

Diese Leistungsorientierung bedroht die Schulkinder in einem Maß, das nur der erkennt, der mit diesem Problemen täglich konfrontiert wird: mit Kindern und ihren oft nicht objektivierbaren Beschwerden und mit den verzweifelten Eltern.

Die Beschwerdebilder sind vielgestaltig. Sie reichen von Allgemeinsymptomen wie erhöhter Nervosität, Aggressivität, Kopfschmerzen, rascher Ermüdung, Konzentrationsschwäche, Leistungsabfall bis hin zu Ein- und Durchschlafstörungen. Hinzu kommen somatische Belastungsfaktoren durch chronische Erkrankungen und vegetative Fehlsteuerungen.

Dem betreuenden Arzt kommt eine ganz besondere Bedeutung zu. Im Regelfall handelt es sich bei derartigen Beratungen um ein Sachgebiet, das kaum in der Aus- und Weiterbildung entsprechend abgehandelt wurde. Um sachkundig zu sein, genügen nicht die eigenen schulischen Erfahrungen, man braucht neben dem persönlichen Engagement auch Kenntnisse und Erfahrungen über das Schulwesen, die Schultypen sowie Kenntnisse der Psycho- und Verhaltenstherapie.

Der Begriff „Schulschwierigkeiten" (vgl. B 12.11) beinhaltet nicht nur „schulschwierige Kinder", sondern ebenso die „kindschwierige Schule".

Ehe eine Behandlung begonnen werden kann, muß eine exakte Klärung aller in Frage kommenden Faktoren vorgenommen werden. Es muß also anfangs geklärt werden, ob motorische oder audiovisuelle Fehlleistungen die Schulschwierigkeiten bedingen. Ein Kind kann aber selbstverständlich auch durch den Besuch einer falschen Schule überfordert sein. Nicht zuletzt müssen Störungen im zwischenmenschlichen Bereich Schüler–Lehrer und Schüler–Schüler ausgelotet werden.

Die Behandlung erfolgt beim Spezialisten, der neben der exakten Klärung psychotherapeutisch oder verhaltenstherapeutisch intervenieren kann. Psychopharmaka sind nur in äußerst seltenen Fällen indiziert, sie werden ebenfalls nur vom Spezialisten eingesetzt.

(Bezüglich der Problematik von hyperaktiven Kindern s. A 6.6.)

Die hohe Leistungsorientierung unserer Gesellschaft verleitet verständlicherweise viele Eltern dazu, ihre Kinder in weiterführende Schulen einzuschulen, obwohl die Kinder aufgrund ihres Leistungsvermögens und ihrer speziellen Fähigkeiten diesen Schulen und deren Anforderungen nicht gewachsen sind.

Wenn sich entsprechende Schulschwierigkeiten einstellen und die Eltern uns zur Beratung aufsuchen, sollten wir frühzeitig den Schulpsychologen und die Beratungslehrer einschalten. Nur so kann eine kindgerechte Schullaufbahn gefunden werden, die bei unserem heutigen gegliederten Ausbildungsweg dem Kind seine eigene optimale Ausbildung gewährleistet.

7.10 Schulsport und Schulsportbefreiung [58, 60, 127]

Die schulische Erziehung der Kinder ist untrennbar mit der Bedeutung des Schulsportes für die Gesundheit und Entwicklung motorischer Fertigkeiten

verbunden. Schulsport ist eine Pflichtveranstaltung der Schule im Gegensatz
zu außerschulischem Sport, Sportförderunterricht oder Sportleistungsunterricht.

Der Schulsport soll alle Kinder in ihrer körperlichen Entwicklung fördern
und nicht Spitzensportler heranziehen. Wir wissen um die Vorteile und positiven Effekte einer gezielten und angepaßten Aktivität auf das Herz-Kreislauf-System, den Bewegungs- und Stützapparat und das Vegetativum. Darum
sollten Sportbefreiungen nur zurückhaltend und sehr differenziert ausgesprochen werden.

8 Freizeit und Sport

Zu keiner Zeit verfügten so viele Menschen in den zivilisierten und industrialisierten Ländern über so viel Freizeit wie heute. Diese zur freien Verfügung stehende Zeit nimmt noch immer zu. Ohne daß sich der einzelne dessen bewußt wird, werden aber das gesellschaftliche Leistungsprinzip und das Konsumverhalten zu den bestimmenden Faktoren der Freizeitgestaltung. Nicht allein der Spaß und die Entspannung bestimmen die heutige Freizeitgestaltung, sondern Prestige und Leistung. Freizeitgestaltung und Sport sind zu gewinnträchtigen Industriegiganten gewachsen, die um die Gunst der Verbraucher buhlen, davon werden die Kinder selbstverständlich nicht ausgenommen.

Es sind längst nicht mehr nur die beruflichen Probleme, die die gewaltige Zunahme der psychosomatischen Beschwerden verursachen, die wir Ärzte behandeln sollen. Auch das Versagen in der Freizeit, das Nicht-mithalten-Können bei der Freizeitgestaltung wirkt in diese Problemkreise hinein. Wir sind aufgerufen, dies zu erkennen und präventiv derartigen Entwicklungen entgegenzuwirken, auch wenn wir in vielen Fällen als „Rufer in der Wüste" und „Reaktionäre" aussehen. Wir werden konsumbesessene und extrem leistungsbezogene Sportausübung nicht verhindern. Menschen, die nach diesen Prinzipien leben wollen, werden Mahnungen und Erläuterungen nicht beherzigen. Wir können aber denen, die sich wirklich ratsuchend an uns wenden, treffende Argumente dafür geben, warum sie sich anders verhalten können und sollen.

8.1 Babyschwimmen [21, 26, 62]

Mit Vehemenz stürzte sich die Boulevardpresse 1979 auf Untersuchungsergebnisse aus der Kölner Sporthochschule und interpretierte völlig falsch: „Schwimmbabies sind klüger" und „Wasser macht aus Babies kluge Kinder".

Babyschwimmen war plötzlich „in", ohne daß eine der getroffenen Feststellungen richtig ist. Weder können Babies schwimmen (sie hängen mit gespreizten Armen und Beinen im Wasser), noch gibt es einen Anhalt dafür, daß durch Baden der genetische Kode verändert und damit die Intelligenz angehoben werden kann. Zu koordinierten willkürlichen Bewegungen sind die Kinder nicht in der Lage. Eine reflektorische Atemhemmung beim Tauchen gibt es nur in den ersten 5–6 Monaten, wenn die Kinder rasch ins Wasser eingetaucht werden. Der Atemschlußreflex funktioniert auch nur, wenn Mund und Nase vollständig eintauchen, andernfalls aspiriert das Kind sehr leicht.

Gegen das Babyschwimmen sprechen verschiedene hygienische Gründe:

- Badewasserinfektionen durch Pseudomonas aeruginosa, Enterobakterien, Enterokokken, Staphylokokken und Pilze. An erster Stelle stehen Gehörgangsinfektionen, gefolgt von Erkrankungen des Nasen-Rachen-Raums, des Verdauungstraktes und pyogene Hautaffektionen.
  Pseudomonas ist in öffentlichen Bädern verbreitet, im häuslichen Milieu eher selten. Bedenkt man, daß Säuglinge noch schlechte Antikörperbildner sind, erübrigt sich eine weitere Diskussion.
- Kinder sollten prinzipiell erst dann öffentliche Badeanstalten besuchen, wenn Stuhl- und Urinentleerung willkürlich gesteuert werden können. Badehöschen lösen die Problematik der Stuhlentleerung nur unbefriedigend.

Eine erwünschte sanfte Wassergewöhnung und Wassersicherheit können auch in der Badewanne erreicht werden. Nach Firmin (in [62] S. 1470) empfiehlt sich folgendes 3stufige Schema:

1. Gemeinsames Baden der Eltern mit dem Baby in der Badewanne.
2. Gewöhnung des Kindes – unter Beobachtung – an ein Planschbecken.
3. Wasserkontakt des Kleinkindes im Bassin, Tauch-, Spiel- und Schwimmunterricht im Kindergartenalter.

8.2 Urlaub, Reisekrankheit [131, 158]

Gemeinsamer Urlaub der Familie gehört zu den wichtigsten Bestandteilen des Familienlebens. Er dient nicht nur zur Erholung und Entspannung, sondern fördert auch die Vertiefung der Bindungen zwischen den Familienmitgliedern. Eltern und Kinder erholen sich von den Belastungen des Arbeits- und Schulalltags.

Die Wahl des Urlaubsortes wird durch die finanzielle Situation der Familie bestimmt. Demgegenüber steht der Bedarf an familien- und kindgerechten Urlaubsgebieten, die insgesamt wohl heute zahlreicher angeboten werden, aber noch längst nicht allen Ansprüchen und Anforderungen gerecht werden können.

Für die Urlaubsplanung der Familie sollte immer das Alter des jüngsten Kindes maßgebend sein. Für jede Klima- und Ortsveränderung benötigt der Organismus (in Abhängigkeit von den klimatischen Bedingungen) eine Adaptationszeit bis zu 25 Tagen. Erst danach erfolgt die vollständige Anpassung mit der Erholung. Je jünger ein Kind, desto schwerer fällt die Umstellung.

Urlaubsziele, die nahe dem Wohnort und in einem Schonklima unter 1000 m Meereshöhe liegen, sind für Säuglinge und Kleinkinder zu bevorzugen. Wenn die Umgebung zum Essen und Schlafen so eingerichtet werden kann, daß sie dem gewohnten Lebensraum ähnelt, werden die Kinder kaum Anpassungsstörungen entwickeln. Weite Autofahrten ins Ausland sind für Kinder bis zu 6 Jahren zu anstrengend. Klimaänderungen, Hitze und Schwüle belasten die

Kinder zusätzlich. Derartige Urlaube sollten allenfalls zu einer Jahreszeit durchgeführt werden, in der das angestrebte Urlaubsziel gemäßigte Verhältnisse erwarten läßt. Flugreisen bedeuten für diese Altersstufe eine geringere Anstrengung als lange Autoreisen.

Bei Autoreisen ist es unerläßlich, daß die Kinder aus Sicherheitsgründen in einem Autositz verharren. Eltern müssen deshalb auf die Kinder Rücksicht nehmen und häufige Pausen mit reichlichen Bewegungsmöglichkeiten einlegen.

Reisekrankheit betrifft in der Allgemeinpraxis in einem Drittel der Fälle Kinder.

Die Ursache liegt in den stark wechselnden Beschleunigungen, die eine überstarke Erregung vegetativer Zentren zur Folge haben. Die Behandlung erfolgt in schweren Fällen mit Dimenhydrinat, Meclozin oder Metoclopramid.

In vielen Fällen hat es sich als hilfreich erwiesen, die rückwärtigen Autofenster neben den Kindern zu verhängen. Dadurch verhindert man den schnellen fortwährenden Blickwechsel im Sinne eines horizontalen Rucknystagmus auf die rasch vorbeihuschende Landschaft, der zu Übelkeit und Erbrechen führen kann. Auf diese Weise bessert sich die Symptomatik oftmals auch ohne Medikamente.

Diese wenigen Ratschläge für den Urlaub mit Kindern zeigen bereits das tatsächlich bestehende Dilemma: Es gibt zu wenige kindgerechte Parkplätze an unseren Straßen und Autobahnen. Die Verkehrslawinen und täglichen Staumeldungen weisen uns Ärzte wieder einmal mehr als „Rufer in der Wüste" aus, denn wer hält sich schon an unseren Rat?

8.3 Fernsehen [38, 39, 40, 43]

Fast alle Kinder betrachten Fernsehen (vgl. A 6.7) als normale „Tätigkeit". Es ist geradezu erschreckend, mit welcher Selbstverständlichkeit die außerordentlich tiefgreifenden sozialen Auswirkungen dieses Massenmediums hingenommen werden.

Befaßt man sich näher mit dem Phänomen, wird deutlich, daß es jede Menge widersprüchlicher Thesen zu den begleitenden Fragen gibt. Bei kritischer Analyse aller Fragen zu dem Problemkreis „Kind und Fernsehen" müssen zunächst die methodischen Schwächen berücksichtigt werden: Ist es überhaupt zulässig, spezielle Folgen des Fernsehens zu postulieren, wenn nicht alle anderen Einflüsse auf die Kinder ebenfalls in die betreffenden Untersuchungen Eingang finden?

Trotzdem seien einige kritische Anmerkungen erlaubt:
Nach amerikanischen Untersuchungen haben 14jährige Kinder bereits 11 000 Morde im Fernsehen gesehen und werden in jeder Fernsehstunde alle 8 min mit einem Gewaltakt konfrontiert! Viele Kinder verbringen im Jahr mehr Stunden vor dem Fernseher als in der Schule im Unterricht.

Als widerlegt gilt heute die These, daß das Ansehen von Gewaltakten die Bereitschaft des Zuschauers zu eigener Aggression senkt. Es erfolgt auch keine automatische Gewöhnung.

Obwohl es einzelne gute Kindersendungen gibt, vermittelt das Fernsehen den Kindern keine Bildung! Zu viele sehen für sie ungeeignete Sendungen.

Interessante und spannende Filme zeichnen sich durch schnell wechselnde Szenen mit relativer Sprachlosigkeit aus. Kinder lieben dagegen Wiederholungen und benötigen eine Stetigkeit ihrer Erfahrungen. Kinder wollen auch erkunden, nachahmen und spielen; dies wird durch das Fernsehen unterbunden. Das gilt auch für den Bewegungsdrang und die motorischen Bedürfnisse. Beim Fernsehen sitzt die Familie zusammen, ohne zusammen zu leben!

Gabriele Haug-Schnabel [39] wählte für einen Artikel in *pais* den Titel: „Geheime Miterzieher aus der Flimmerkiste?" — Das Fragezeichen ist durch ein Ausrufezeichen zu ersetzen. Wir müssen uns allerdings fragen, ob wir das wirklich so wollen und ob wir das überhaupt noch aufhalten können?

8.4 Leistungssport [49, 59, 61, 134]

Sport soll eine Liebhaberei sein, die um ihrer selbst willen ausgeübt wird — aus Freude an der Überwindung von Schwierigkeiten und unter freiwilliger Anerkennung bestimmter Regeln. Mehr und mehr wird Sport heute jedoch kommerzialisiert, werden Leistungssport und der dabei erzielte Erfolg zum gesellschaftlichen Ereignis und bringen dem Sportler überdurchschnittliche materielle Vorteile.

Grundsätzlich ist jede sportliche Betätigung für gesunde Kinder ungefährlich. Mit körperlicher Überforderung ist nur bei organisierter und leistungsorientierter Sportausübung zu rechnen.

Schäden treten dann auf, wenn auf die körperliche Entwicklung und Reife des Heranwachsenden keine Rücksicht genommen wird. Das ist der Fall, wenn bestimmte Sportarten zu früh oder zu intensiv ausgeübt werden, wenn das technische Können der Kinder noch nicht ausgereift ist und wenn die Sportausrüstung ungenügend ist. Es ist unverantwortlich, wenn Kinder nach einer überstandenen Erkrankung möglichst frühzeitig wieder Leistungssport betreiben sollen. In der Rekonvaleszenz muß der krankheitsbedingte Konditionsverlust behutsam und fachkundig wieder ausgeglichen werden. Kinder- und Jugendtraining ist kein reduziertes Erwachsenentraining! Es muß von den Grundlagen des Bewegungslernens über spezifisches Aufbautraining an die Leistung heranführen.

Es ist eine wissenschaftliche Tatsache, daß durch Training die Muskelkraft enorm gesteigert werden kann. Was sich nicht steigern läßt, ist die Festigkeit von Bändern, Knorpeln und Wachstumsknorpeln. Epi- und Apophysen besitzen im Kindesalter noch nicht die endgültige Festigkeit, Wachstumsknorpel weisen völlig andere Eigenschaften als andere Knorpel auf.

Wenn wir die täglichen „Krankmeldungen" über Spitzensportler verfolgen, muß uns bedenklich stimmen, was manchen Kindern und Jugendlichen widerfährt.

Kann es gut sein, den wachsenden Körper dauernden Vibrationen durch Motorsport auszusetzen? Überstehen die Gelenke und der Bandapparat Geländerennen mit dem Mountain-Bike, wo zahlreiche harte Sprünge unzählige Mikrotraumen aller Gelenkknorpel verursachen müssen? Was passiert mit den Sprung-, Knie- und Hüftgelenken jugendlicher Skispringer? Wie viele Sportinvaliden entstehen durch Hochleistungsgeräteturnen? Und nicht zuletzt: Was passiert mit der Psyche dieser zu „Sportmaschinen" dressierten Kinder?

Ich möchte nicht mißverstanden werden: Keinesfalls bin ich gegen Sport und Wettkampf. Aber Sport soll doch in erster Linie Zerstreuung bringen und Freude bereiten. Das soll dem Körper Erholung, neue Kraft und neue Impulse geben.

Wir müssen die Kinder vor dem falschen Ehrgeiz einiger Eltern und Trainer schützen. Das bedeutet, daß die Sporttauglichkeit nur durch einen Sportarzt oder sportmedizinisch ausgebildeten Kinderarzt festgestellt werden darf. Nur er kann entscheiden, mit welcher Intensität welche Sportart im betreffenden Alter zulässig ist. Er muß aber die sporttreibenden Kinder auch überwachen, um frühzeitig Schäden zu erkennen und ggf. ein Sportverbot auszusprechen.

9 Häusliche Pflege und Maßnahmen bei Krankheiten

Die Fortschritte in der Medizin haben dazu geführt, daß immer mehr technische und naturwissenschaftlich begründete Therapieprinzipien angewendet werden. Der allgemeine Fortschrittsglaube an das Machbare schien eine Zeit lang die Erfahrung und die Suggestivkraft des Arztes zu verdrängen. Zur Zeit beobachten wir bei zunehmend mehr Menschen eine gewisse Rückbesinnung. Diese Erscheinung führt dazu, daß wir Ärzte auch wieder mehr nach allgemeinen Behandlungsmaßnahmen gefragt werden. Diese Maßnahmen sind während unserer Aus- und Weiterbildung allzuoft stiefmütterlich am Rande abgehandelt worden. Meist muß sich der Arzt erst in der Praxis damit befassen und dann mühsam die entsprechenden Grundlagen erarbeiten. Seinem Wissen und seiner Erfahrung steht eine Reihe von „Besserwissern" gegenüber: Laien, Laienpresse und diverse Gesundheitsratgeber. Ich möchte daher an dieser Stelle versuchen, einige **grundlegende Maßnahmen** für kranke Kinder darzustellen, die sich bei einigem Verständnis seitens der Eltern immer anwenden lassen und das Wohlbefinden der kranken Kinder steigern helfen.

9.1 Der Hausbesuch

Hausbesuche im Krankheitsfall gehören zu den selbstverständlichen Leistungen, die der hausärztlich Tätige regelmäßig erbringt, auch wenn mancherorts diese Praxis nur noch gelegentlich geübt wird. Eltern kranker Kinder neigen dazu, Hausbesuche anzufordern, obwohl dazu nicht unbedingt eine medizinische Indikation besteht. Verständlicherweise reagieren Eltern besorgt und meinen, ein krankes Kind könne nicht transportiert werden. In den allermeisten Fällen ist dies jedoch keineswegs der Fall. Selbst fiebernde Kinder können – entsprechend bekleidet – in die Praxis gebracht werden. Ein krankes Kind läßt sich viel leichter transportieren als ein kranker Erwachsener.

Kranke, insbesondere fiebernde Kinder, müssen immer vollständig untersucht werden. Es liegt auf der Hand, daß dies in der Praxis im Regelfall besser möglich ist als im häuslichen Milieu, wo jede Untersuchung letztendlich unter improvisierten Bedingungen stattfindet. Wenn Kinder krank sind, ist fast immer auch ihr Allgemeinbefinden beeinträchtigt. Ihnen soll möglichst rasch geholfen werden. Dies geschieht schneller, wenn das kranke Kind in die Arztpraxis gebracht wird und als Akutpatient eingeschoben wird. Man muß den ängstlichen Eltern nur erläutern, daß die Kinder während des Transports entsprechend der Witterung und nicht entsprechend des Fiebers bekleidet sein sollen.

9.2 Freiluftanwendungen

Freiluft ist für gesunde und für kranke Kinder eine der wichtigsten Anwendungen überhaupt.

Natürlich unterscheidet sich die Freiluftanwendung bei gesunden Kindern von derjenigen kranker Kinder. Gesunde Kinder sollen möglichst leicht bekleidet sein, ihr Bewegungsdrang darf durch die Kleidung nicht behindert werden. Frösteln und übermäßiges Schwitzen sind zu vermeiden. In den Sommermonaten muß daran erinnert werden, daß lange intensive Sonneneinstrahlung gesundheitsabträglich sein kann.

Zwar reagieren Säuglinge leichter auf Überwärmung und Abkühlung, sie sollten aber trotzdem frühzeitig an den Aufenthalt draußen gewöhnt werden. In jedem Fall sind Gesicht und Hände gut einzufetten, wobei einfache Vaseline gegenüber einer Creme der Vorzug zu geben ist. Cremes enthalten so viel Wasser, daß bei Luftzug leicht eine Auskühlung der Haut auch oberhalb von Minustemperaturen erfolgen kann (vgl. B 7.5.5).

Kranke Kinder können zu jeder Jahreszeit Freiluftliegekuren machen. Entsprechend eingepackt wird die Freiluftkur auf Balkon, Terrasse oder im Garten an einer windgeschützten Stelle erfolgen. Man kann aber auch die Liege oder das Bett so vor ein geöffnetes Fenster stellen, daß das Gesicht zum Fenster sieht. Das Kopfende muß durch Tücher oder einen Wandschirm vor Zug geschützt werden. Kalte Atemluft schadet nicht. Es müssen nur Kältegefühl und Frieren ausgeschlossen sein.

Frische Luft wirkt nicht nur beruhigend, sie steigert auch den Appetit.

Fieberhafte Erkrankungen müssen nicht immer mit Bettruhe einhergehen. Fiebernde Kinder können durchaus an der frischen Luft spielen. Sie sollen nur nicht herumtoben oder durch weite Spaziergänge körperlich belastet werden. Kleinkinder dürfen im Kinderwagen – selbstverständlich wiederum entsprechend bekleidet – spazierengefahren werden. Die Bekleidung wird immer der jeweiligen Jahreszeit angepaßt, und freiliegende Hautpartien müssen immer gut eingefettet sein.

Eine Freiluftbehandlung vertragen Kinder aller Altersstufen. Man sollte sich nicht scheuen, die Kinder in den Sommermonaten sogar draußen zu füttern oder essen zu lassen. Bekanntlich steigert Freiluft den Appetit, was manchmal während akuter Krankheiten durchaus wünschenswert sein kann.

9.3 Husten und Schnupfen

Husten ist ein Symptom, für das unterschiedliche Gesundheitsstörungen als Auslöser in Frage kommen. Wann an uns Ärzte der Wunsch für ein Hustensaftrezept herangetragen wird, sollten wir generell auf der Vorstellung des Kindes bestehen. Die Eltern verstehen unter Hustensaft einen *„Husten-weg*-Saft", d.h. sie erwarten ein möglichst umgehendes Verschwinden des Hustens im Sin-

ne einer Hustenunterdrückung oder einer Hustenblockade. Nur bei einem un-
stillbaren Reizhusten scheint mir dies vertretbar, ansonsten stehe ich auf dem
Standpunkt, Hustensaft hat eine Medizin zu sein, die lockeren und produkti-
ven Husten fördern soll. Kodeinpräparate besitzen zwangsläufig viskositäts-
steigernde „Nebenwirkungen", d. h. aber auch, daß ein von Haus aus schon zähes Bronchialsekret nur noch schwerer abgehustet werden kann. Die Kombination mit einem Sekretolytikum ist sinnwidrig!

Sinnvoll sind sekretlösende und damit viskositätsnormalisierende Substanzen. Sie werden in gewichtsbezogener Dosierung zusammen mit einer ausreichenden (!) Flüssigkeitszufuhr letztendlich immer schneller und anhaltenden
Erfolg bringen.

Den Eltern muß auch eindringlich dargelegt werden, wie wichtig das Woh-
nungsklima für die Ausheilung eines Hustens ist. Das betrifft die Raumtempe-
ratur ebenso wie das Passivrauchen. Außerdem erhalten die Kinder meist zu
wenig Gelegenheit, sich an der frischen Luft aufzuhalten. Man muß sie aufklären, daß es völlig normal ist und keineswegs schadet, wenn die Kinder beim
Verlassen der Freiluft einige Zeit husten.

Zum Problem der ausreichenden Flüssigkeitszufuhr sei noch folgende Anmerkung erlaubt:

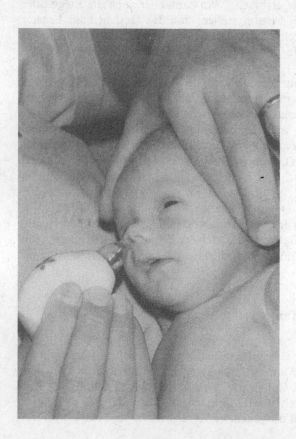

Abb. 17. „Nasenpumpe" zur Erleichterung der Sekretabsaugung
bei Säuglingen

Im Kindergarten und in der Schule ist die Raumluft nahezu immer so trocken, daß die Flüssigkeitszufuhr drastisch erhöht werden müßte. Leider wird die Möglichkeit des Trinkens aber in der Regel auf die vorgesehenen Pausen beschränkt. So entsteht ein Flüssigkeitsdefizit, das dann nur selten zu Hause wieder ausgeglichen werden kann. Darum scheint es mir sinnvoller, hustende Kinder 2 – 3 Tage zu Hause zu behalten und entsprechend häufig kleine Portionen trinken zu lassen. Wenn dann den Eltern noch eine Klopfmassage gezeigt wird, die sekretmobilisierend wirkt, stellt sich der Erfolg um so rascher ein.

Noch immer weit verbreitet und beliebt bei Laien sind die *Einreibungen* der Brust und auch des Rückens bei Erkältungskrankheiten. Wir wissen, daß eine perkutane Wirkung dieser Substanzen nicht gegeben ist. Sinnvoll ist allenfalls die Inhalation dieser Balsame. Das kann besser dadurch erfolgen, daß man eine wäßrige Lösung herstellt, mit der Tücher getränkt werden, die neben dem Bett aufgehängt werden. „Krabbelkindern" wird tagsüber ein so getränktes Lätzchen umgebunden. Auf diese Weise können auch die Kleinen inhalieren. Ältere und kooperative Kinder inhalieren bereits mit dem Bronchoforton-Inhalator.

Schnupfen ist eine lästige und behindernde Erscheinung, die das Allgemeinbefinden der Kinder um so mehr beeinträchtigen kann, je jünger diese sind, weil sie noch nicht schneuzen können.

Trotzdem sollen abschwellende Nasentropfen möglichst restriktiv angewendet werden. Zuallererst muß die Mutter angeleitet werden, ihrem Kind die Nase richtig zu putzen (Abb. 17). Neben Watte oder Wattestäbchen hat sich bewährt, zähes Sekret mit 2 – 3 Tropfen physiologischer Kochsalzlösung zu verdünnen und mit der NUK-Nasenpumpe anschließend abzusaugen.

9.4 Fieber

Fieber hat bei Laien noch immer einen bedrohlichen Charakter. Eltern neigen aus unbegründeter Angst heraus dazu, das Falsche zu tun: Das Kind warm einzupacken und das nächstbeste Fiebermittel zu verabreichen.

Abgesehen von Fieberkrampf-Bildern (vgl. B 1.1.6, S. 113), bei denen die vorbeugende medikamentöse Temperatursenkung ihre Berechtigung hat, wird grundsätzlich nicht das Thermometer behandelt! Kinder, die bei Fieber von 39 – 40° nur unwesentlich beeinträchtigt sind, brauchen auch kein Fiebermittel. Schließlich dient ja die erhöhte Temperatur der Infektbewältigung. Es muß nur gewährleistet sein, daß die Temperatur abgestrahlt werden kann, und nicht durch warme Kleidung oder dicke Bettdecken ein Hitzestau entsteht. Natürlich muß immer auch die Flüssigkeitszufuhr entsprechend erhöht werden.

Kinder mit Fieber sollen nicht den Kindergarten oder die Schule besuchen. Erst wenn wenigstens 24 h keine Temperaturerhöhung mehr bestanden hat, ohne daß eine medikamentöse Fiebersenkung durchgeführt wurde, ist dies wieder erlaubt.

9.4.1 Wadenwickel

Wadenwickel sind ein altbewährtes Mittel zur Fiebersenkung. Ich glaube aber, daß sie aus physikalischen Gründen nicht so sinnvoll sind wie Abkühlungsbäder.

9.4.2 Abkühlungsbäder

Diese haben den Vorteil, daß wesentlich länger die Abstrahlung der Überschußwärme aus oberflächlich liegenden Kapillaren erfolgen kann.

Die Kinder werden in ein Vollbad gesetzt, das nur 1 ° kühler ist als das gemessene Fieber. Innerhalb von etwa 20 min wird äußerst behutsam Kaltwasser am Fußende der Wanne zugeführt, bis die Wassertemperatur 33 ° beträgt. Über 60 – 70% der Körperoberfläche wird so außerordentlich wirkungsvoll Wärme entzogen, ohne daß es zu einer Kreislaufbelastung kommt.

9.5 Zäpfchen oder Saft

Die Gabe eines Medikamentes sollte eine Angelegenheit sein, die möglichst exakt gesteuert sein muß. Zäpfchen erlauben diese exakte Steuerung nicht, man kann sie deshalb nur als Notbehelf ansehen.

Ich persönlich verordne Zäpfchen nur bei Säuglingen im 1. Lebensjahr oder bei Kindern mit anhaltendem Erbrechen. Ansonsten bin ich der Meinung, daß Saftzubereitungen, Tropfen oder (wasserlösliche) Kindertabletten vorzuziehen sind. Dabei kommt es nicht auf Wohlgeschmack an! Erstrebenswert ist nur die Geschmacksakzeptanz. Schließlich verordnen wir Medizin und keinen wohlschmeckenden Nachtisch.

Mancher Mutter muß man klarmachen, daß dies ein Erziehungsproblem sein kann, nie aber ein medizinisches, denn die „bittere" Medizin kennen wir schon lange nicht mehr. Im übrigen weiß jeder, daß ein Saft – aus dem Kühlschrank entnommen – praktisch geschmacklos ist. Wenn dann hinterher etwas Tee getrunken wird, entwickelt sich selten ein übler Bei- oder Nachgeschmack. Eltern müssen sich nur davor hüten, beim Verabreichen einer Medizin selbst das Gesicht zu verziehen. Die Kinder nehmen sonst ja zwangsläufig an, daß sie etwas besonders Unangenehmes schlucken sollen.

10 Hausapotheke

Relativ selten wird heute der Hausarzt zur Ausstattung der Hausapotheke um Rat gefragt. Das heißt nicht, daß in den Haushalten keine Medikamente vorrätig wären. Das Gegenteil ist der Fall. Manchmal hat es den Anschein, als würde das Sortiment einer mehr oder weniger gut sortierten Apotheke vorgehalten.

Bei unserer heutigen Versorgungslage und der Tatsache, daß sich fast immer eine Apotheke in der Nähe der Wohnung der Patienten befindet, erscheint mir das „Bevorraten" von Medikamenten im Haushalt unsinnig. Ich rate meinen Patienten (bzw. deren Eltern), nur ganz wenige Dinge zu Hause aufzubewahren:

- ein Fieber- und/oder Schmerzmittel,
- Verbandpflaster,
- ein Inhalationsgerät (Bronchoforton-Inhalator; Abb. 18),
- Alkohol zur äußerlichen Anwendung,
- „cold-hot-packs".

Mit diesen wenigen Dingen können zunächst einmal alle erforderlichen und „erlaubten" Maßnahmen zu Hause durchgeführt werden. Es lassen sich Fieber oder Schmerzen behandeln, kleine Wunden können versorgt werden. Bei Erkältungskrankheiten kann unterstützend in nahezu jedem Fall inhaliert werden, der Inhalator von Bronchoforton eignet sich besonders gut, weil mit Hilfe eines Blasebalges Luft durch die Inhalationslösung gedrückt und somit immer wieder auch die Atmosphäre über der Lösung mit Inhalationsmittel angereichert wird.

Alkoholumschläge wirken bei Prellungen und Verstauchungen lindernd, die Kälteanwendung verhindert zum Teil die Verschlimmerung. Das gleiche gilt für die „cold-hot-packs", die ein Gel enthalten, das nach Bedarf gekühlt oder erwärmt werden kann. Die Packung wird anschließend in einem Tuch auf die betroffene Körperstelle gelegt.

In allen anderen Fällen möchte ich mir die Entscheidung darüber vorbehalten, ob eine Behandlung notwendig ist und in welcher Weise diese zu erfolgen hat. Spezielle Situationen, in denen beispielsweise Medikamente gegen Fieberkrämpfe oder zur Vorbeugung eines Kruppanfalls bereit gehalten werden sollten, sind davon nicht berührt.

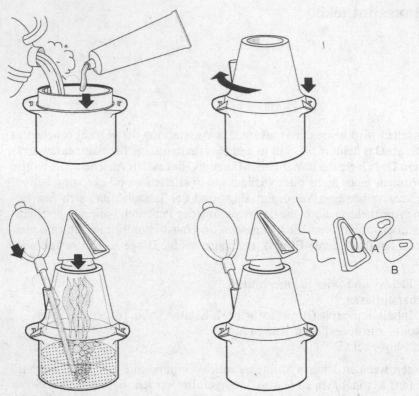

Abb. 18. Sinnvoller Inhalator für ältere Kinder. Mit dem Vapor wird immer wieder Luft durch die Inhalationslösung geblasen, diese reißt weitere Teilchen aus der Lösung in den darüberliegenden Kuppelraum, so daß dessen Atmosphäre immer reichlich mit Inhalationspartikeln angereichert ist

11 Notfallapotheke

An dieser Stelle soll keine Zusammenstellung eines Notfallkoffers, der das Instrumentarium zur Reanimation enthält, gegeben werden, denn

– zum einen hängt dessen Inhalt von den Fähigkeiten jedes einzelnen Arztes ab,
– zum anderen enthalten die handelsüblichen Notfallkoffer für Babies und Kinder ein genormtes Instrumentarium, so daß zusätzliche Erläuterungen kaum zweckmäßig sind.

In diesem Abschnitt sollen lediglich die Notfallmedikamente aufgeführt werden, die man für kindliche Notfälle parat haben sollte.

Tip
Es hat sich bewährt, die Beipackzettel der einzelnen Notfallmedikamente gesondert in der Tasche mitzuführen. Ich habe mir für alle Fälle auch die Dosierungen für Kinder auf diesen Beipackzetteln markiert oder zusätzlich notiert, damit ich bei Bedarf die richtige Dosierung rasch vor Ort nachlesen kann.

Auf mögliche Nebenwirkungen der Notfallmedikamente wird hier nicht eingegangen, über diese informiert man sich vorher.

Ich führe außerdem ein handliches Taschenbuch über Notfallmedizin in meiner Tasche mit, um ggf. nachlesen zu können [191].

Zusätzlich enthält die Tasche eine Liste mit den wichtigsten Telefonnummern inklusive der Telefonnummer der Vergiftungszentralen.

Notfallmedikamente für Kinder entsprechen weitgehend denen der Erwachsenenmedizin. Das heißt, daß sich der Inhalt der Notfalltasche des Allgemeinarztes durch die Medikamente für Kinder nicht wesentlich verändert. Man muß fast immer nur die anderen Dosierungen beachten.

Notfallmedikamente für Kinder umfassen die Bereiche Fieber und Schmerzen, zerebrale Notfälle, pulmonale Notfälle, Vergiftungen und Schockzustände.

- *Fieber- und Schmerzmittel:*
  Parazetamol Supp. 125, 250 und 500 g, Novalgin Trpf., Buscopan Supp. für Säuglinge und Kleinkinder.
- *Zerebrale Notfälle:*
  Diazepam Desitin 5 mg-, 10 mg-Rectiole, Luminal Amp. 2 ml = 200 mg, Rivotril Amp.

- *Pulmonale Notfälle:*
  Berotec-Dosieraerosol, Alupent Amp.+Dosieraerosol, Pulmicort-Dosier-
  aerosol, Theophyllin Amp. 10 ml = 0,24 g.
- *Vergiftungen:*
  Sab simplex, Carbo medicinalis, Atropin Amp. 1 ml = 0,5 mg, Konakion
  1 mg (Neugeborene) und 10 mg Amp.
- *Schockzustände:*
  Suprarenin 1 ml = 1 mg Amp., Solu-Decortin-H 50 und 250 mg, Tavegil
  Amp.

Für einige der aufgeführten Medikamente bestehen Überschneidungen in der
Anwendung. Hierauf brauche ich an dieser Stelle nicht einzugehen.

12 Ingestionen und Vergiftungsnotfälle

Die Entwicklung der Kinder wird durch ihre Neugier wesentlich mitgeprägt. Zum Erforschen, Erkennen und Erleben der Umwelt gehört, daß von kleinen Kindern viele Dinge in den Mund genommen werden. Naturgemäß kommen dabei Ingestionen vor, die unerwünscht sind oder sogar zu gefährlichen Situationen (Vergiftungen) führen können.

Unter den verschluckten Fremdkörpern spielen kleine Bausteine, Perlen, Tabletten und Münzen wohl die größte Rolle. Ebenso häufig werden aber auch Zigaretten, flüssige Medikamente, Lösungsmittel und Alkohol von den Kindern eingenommen.

Für die Beurteilung der nachfolgenden Maßnahmen ist die Vorgeschichte wichtig:

- Wer hat beobachtet, was das Kind eingenommen hat?
- Was und wieviel wurde eingenommen?
- Wie lange liegt das Ereignis zurück?

Die Entfernung verschluckter Fremdkörper ist im Regelfall nicht notwendig, nach einigen Tagen werden sie spontan wieder ausgeschieden. Beim Verschlucken metallischer Fremdkörper ist die Verweildauer des Gegenstands im Magen röntgenologisch zu kontrollieren. Wenn das Metall den Magen nach 2–3 Tagen nicht verlassen hat, wird heute allgemein die endoskopische Entfernung vorgenommen, um Erosionen der Magenschleimhaut zu verhindern.

Wurden pharmakologisch wirksame Substanzen eingenommen, muß mit einer entsprechenden Liste – ggf. in Zusammenarbeit mit der Vergiftungszentrale – die Toxizität überprüft und die notwendigen Maßnahmen eingeleitet werden. Erbrechen dürfen die Kinder nur bei Bewußtsein und wenn sichergestellt ist, daß es sich um keine ätzende Substanz gehandelt hat.

In allen Fällen, bei denen pharmakologische Wirkungen zu beobachten sind oder sich ein gefährlicher Verlauf entwickeln kann, ist die stationäre Beobachtung grundsätzlich indiziert. Bei geringstem Verdacht auf eine Verätzung ist ebenfalls die sofortige Vorstellung beim Spezialisten notwendig.

Kinder, bei denen Bewußtseinsstörungen nach Ingestionsunfällen aufgetreten oder zu erwarten sind, müssen in ärztlicher Begleitung in das nächstgelegene Krankenhaus transportiert werden. Das gleiche gilt selbstverständlich für Kinder mit Verätzungen im oberen Verdauungstrakt wegen der besonders hohen Schockgefahr.

Im übrigen gelten die Regeln der Notfalltherapie; es empfiehlt sich, ein übersichtliches Handbuch [191] immer zur Hand zu haben.

13 Impfungen

Mir ist kein anderes Land bekannt, in dem so viele unterschiedliche Impfemp-
fehlungen kursieren wie in Deutschland. Das hat zu einer so verwirrenden Situation für Ärzte und Patienten geführt, daß die Durchimpfungsraten für
manche Krankheiten in Deutschland teilweise erschreckend niedrig sind. Seit
Juni 1991 zeichnet sich erstmals eine gewisse Vereinheitlichung ab, die zu einer
Verbesserung der Impfsituation führen dürfte: Die ständige Impfkommission
(STIKO) hat einen Impfplan für Kinder veröffentlicht, der bisher bestehende
Unsicherheiten bezüglich der Keuchhustenimpfung endlich ausräumt, wo-
durch sich das empfohlene Schema ganz erheblich vereinfacht (Abb. 19).

Gleichzeitig haben alle Organisationen, die bisher ebenfalls Impfempfeh-
lungen abgegeben haben, beschlossen, daß bundeseinheitlich nur noch die
Empfehlungen der STIKO gelten sollten. Die entsprechenden Schritte bei den
Bundes- und Länderbehörden wurden eingeleitet, das bisher gültige förderative
Prinzip zugunsten einer einheitlichen Impfempfehlung aufzugeben.

Der **Impfkalender für Kinder** sieht folgende Impfungen vor:

Diphtherie-Pertussis-Tetanus (DPT)

Für die bislang ausgesprochene Zurückhaltung bei der Pertussisimpfung gibt es keine wissenschaftlich haltbaren Gründe. Diese Impfung sollen uneingeschränkt alle Kinder erhalten.

Auch die Altersbeschränkung wurde aufgehoben! (Achtung: Der in Deutschland übliche
Kombinationsimpfstoff DPT kann wegen der Diphtherie-Komponente nur bis zum 6. Lebensjahr
verwendet werden.)

Die Impfung wird im Abstand von jeweils 4 Wochen 3mal verabreicht, die 1. Impfung erfolgt
zweckmäßigerweise im Alter von ungefähr 3 Monaten anläßlich der U4.

Haemophilus influenzae Typ B (HIB)

Der Wert dieser Impfung ist unbestritten, die Impfung erfolgt zweckmäßigerweise simultan zur 1.
und 3. DPT-Impfung kontralateral.

Polio oral

Es handelt sich um eine Standardimpfung. Auch sie erfolgt am besten simultan zur 1. und 3. DPT-
Impfung.

1 Jahr nach Abschluß der Grundimmunisierung sind alle 3 Impfungen (DPT,
HIB und Polio oral) aufzufrischen.

Masern-Mumps-Röteln

Ab dem 15. Lebensmonat sollen alle Kinder diese Impfung erhalten. Es ist falsch, anzunehmen,
es handle sich um harmlose Kinderkrankheiten, die die Kinder ruhig durchmachen sollten. Masern
und Mumps können in so vielen Fällen bleibende Schäden hinterlassen, daß die Impfung ohne
jeden Zweifel berechtigt ist. Die Rötelnkomponente dient v.a. dem Schutz junger schwangerer
Frauen ohne ausreichenden Rötelnschutz. Nur wenn die Röteln „ausgerottet" sind, wird es auch
keine Kinder mehr mit einer Rötelnembryopathie geben.

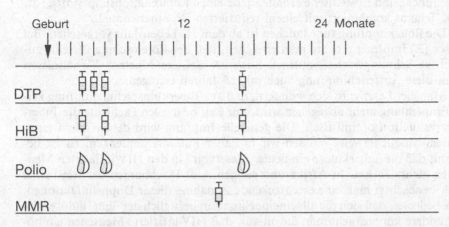

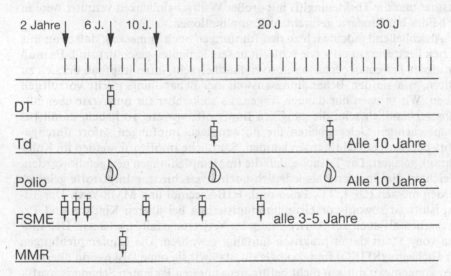

Abb. 19. Graphische Darstellung der Basisimpfungen. Impfungen, die *untereinander dargestellt* sind, werden jeweils simultan verabreicht

Die Masern-Mumps-Röteln-Impfung soll nach den neuen Empfehlungen der STIKO bei allen Kindern nach dem 5. Geburtstag wiederholt werden!

Im 6. Lebensjahr soll die Diphtherie- und Tetanusimpfung aufgefrischt werden. Solange die höhere Diphtheriekomponente vertragen wird, empfiehlt sich, DPT zu verabreichen. Parallel wird auch die Polioschluckimpfung verabreicht.

Danach ist eine Auffrischung der Impfungen alle 10 Jahre notwendig. Jugendliche und Erwachsene erhalten jetzt einen Kombinationsimpfstoff „Td", d. h. Tetanus kombiniert mit einem reduzierten Diphtherieanteil.

Die Rötelnimpfung für Mädchen ist ab dem 11. Lebensjahr vorgesehen. Bei dieser (3.) Impfung möchte man erreichen, daß der Rötelnschutz für eine zukünftige Schwangerschaft optimal hoch ist. Bei „geordneten" Verhältnissen kann diese Auffrischimpfung auch mit 15 Jahren erfolgen.

Mancher Leser wird sich wundern, daß zur Tuberkuloseschutzimpfung keine Empfehlung mehr abgegeben wird. Zur Zeit beurteilen Fachleute die Tuberkulosesituation optimistisch. Die generelle Impfung wird derzeit nicht empfohlen. Möglicherweise müssen wir in naher Zukunft umdenken. Es ist bekannt, daß die Tuberkulose ein neues „Reservoir" in den HIV-infizierten Menschen gefunden hat. In Afrika und einigen Aids-Hochburgen der westlichen Welt beobachtet man eine erschreckende Zunahme dieser Doppelinfektionen. Das bedeutet, daß sich die allgemeine Situation bezüglich der Tuberkulose wieder ändern könnte, geht man davon aus, daß HIV-infizierte Menschen ein höheres Infektionsrisiko haben.

Die BCG-(Tuberkulose-)Schutzimpfung kann eine Lungentuberkulose nicht sicher verhindern. Sie hat ihren Wert bei Kindern deshalb, weil die miliare Aussaat und die Tb-Meningitis mit großer Wahrscheinlichkeit verhütet werden – beides bei Kindern gefürchtete Komplikationen.

Abschließend möchte ich zu den Impfungen noch anmerken, daß es an uns Ärzten liegt, wie gut oder wie schlecht unsere Patienten geschützt sind. Es muß für unsere Patienten genauso selbstverständlich sein, ihren Impfpaß bei sich zu führen, wie sie den Behandlungsausweis bei Behandlungsantritt vorzulegen haben. Wir müssen nur danach fragen. Es sollte aber für uns Ärzte ebenfalls selbstverständlich sein, die gängigen Impfstoffe vorrätig zu haben, damit bei entsprechenden Gelegenheiten die notwendigen Impfungen sofort durchgeführt oder aufgefrischt werden können. Sämtliche Impfstoffe werden im Kühlschrank gelagert. Die Tatsache, daß die Impfempfehlungen neu gefaßt wurden, erleichtert dies insofern, als lediglich noch 5 verschiedene Impfstoffe gelagert werden müssen (DPT, TD, Polio-oral, HIB-Vaccinol und MMR-Vax). Der Td-Impfstoff ist sowohl zur Grundimmunisierung bei älteren Kindern und Erwachsenen als auch zur Auffrischung im Verletzungsfall zugelassen. Der Einsatz von „T" ist damit praktisch hinfällig geworden. Die Impfempfehlungen der Fachleute (STIKO) sind so abgefaßt, daß wir sie ohne Diskussion übernehmen können; wir müssen nicht befürchten, unseren Patienten Schaden zuzufügen. Wir fügen ihnen nur dann Schaden zu, wenn wir nicht ausreichend impfen und uns weiter in einer trügerischen Sicherheit wiegen, weil noch keine neuen Epidemien derjenigen Krankheiten, die wir überwunden glauben, aufgetreten sind.

B   Die Fälle *

* Die in diesem Kapitel an verschiedenen Stellen erwähnten „Diagnostischen Programme" oder „Standards" sind in der Übersicht 2 auf S. 179 ff. fortlaufend nach der Programm-Nummer und ihrem Anwendungszweck zusammengestellt.

1 Fieberhafte Erkrankungen, Katarrhe der Atemwege

1.1 Uncharakteristisches Fieber und charakteristische fieberhafte Erkrankungen

Nach Braun [181] hat es der Allgemeinarzt im langjährigen Durchschnitt etwa in 6% seiner unausgelesenen Fälle mit „uncharakteristischem Fieber" (UF) zu tun. Auch die „afebrilen Allgemeinreaktionen" (AFAR), d.h. gleichartige, aber fieberfreie Fälle mit unterschiedlichen Atemwegskatarrhen etc., gehören zu dieser Gruppe von *Beratungsergebnissen*.

Fieber (vgl. A 9.4) tritt schon in frühen Phasen einer Immunabwehr auf und ist zunächst nur als Erhöhung der Körpertemperatur zu bewerten. Das Kindesalter ist diejenige Lebensphase, in der am häufigsten Krankheiten mit Fieber auftreten. Neugeborene sind bekanntlich nur mit geringen Teilimmunitäten ausgerüstet, sie sind nach der Geburt vielen Infektionen ausgesetzt und müssen erst im Laufe ihres Lebens umfassende schützende körpereigene Immunitäten aufbauen.

Oft erfolgen die Konsultationen des Arztes bereits kurz nach dem Auftreten der Temperaturerhöhungen. In der heutigen Zeit, in der wir für alles nach einleuchtenden Erklärungen suchen und Antworten erwarten, steht der Arzt häufig vor dem Problem, daß außer dem Fieber (noch) keine weiteren (typischen) Krankheitszeichen festzustellen sind. Dem Patienten gegenüber werden dann üblicherweise „Diagnosen" wie „Grippe", „Bronchitis" oder ähnliche genannt, ohne daß diese wissenschaftlich einleuchtend wären. Schon aus Gründen der eigenen Sicherheit sollte der Arzt auf derartige unzulässige Festlegungen verzichten, damit er sich nicht selbst die Abwendung eines bedrohlichen Verlaufs blockiert. Braun schlägt daher den Begriff „Uncharakteristisches Fieber"/UF vor.

Gewöhnlich sind Eltern stark beunruhigt, wenn ihr Kind fiebert, insbesondere dann, wenn das Allgemeinbefinden des Kindes erheblich gestört ist (vgl. A 9.4). Unsicherheit und Sorge sind bei kleinen Kindern größer, dies gilt natürlich besonders dann, wenn es sich um ein erstes Kind und um ein erstes Kranksein handelt, also Erfahrungen im Umgang mit Gesundheitsstörungen des Kindes fehlen.

Es ist üblich, bei fiebernden Kindern einen Hausbesuch anzufordern. Bekanntlich wird bei der Schilderung des Geschehens manchmal übertrieben, um den Arzt zum möglichst baldigen Besuch zu bewegen. Bei den heutigen Verkehrsverhältnissen ist es jedoch grundsätzlich zumutbar, Kinder, insbesondere Säuglinge und Kleinkinder, zur Untersuchung in die Praxis zu bringen. Durch den Transport wird die bestehende Erkrankung erfahrungsgemäß nicht verschlimmert, die Möglichkeiten der Untersuchung andererseits sind wesentlich besser, und es entstehen keine unnötigen Zeitverluste: Ein solcher Patient läßt sich im laufenden Sprechstundenbetrieb einschieben und muß nicht erst warten, bis der Hausbesuch nach der regulären Sprechstunde durchgeführt werden kann.

Nach dem Fälleverteilungsgesetz von Braun finden sich unter allen Fieberfällen die uncharakteristischen am häufigsten. Von den anderen regelmäßig vorkommenden fieberhaften Affektionen spielen im Kindesalter die nachfolgend geschilderten eine besondere Rolle.

1.1.1 Andere Fieberzustände

Uncharakteristisches Fieber (UF)

Das uncharakteristische Fieber (UF) ist das häufigste Beratungsergebnis in der Allgemeinpraxis. Der *Fieber-Standard* (Nr. 1; Übersicht s. S. 178) ist ein ausgezeichnetes Programm, um diejenigen Krankheitsbilder aufzudecken, die sich hinter dem „uncharakteristischen Fieber" „verstecken" oder mit dem Fieber erst entwickeln [182].

Entscheidend für das Vorgehen ist die Feststellung, ob das Kind schwer krank ist oder nur wenig beeinträchtigt wirkt. Bei Beurteilung des Zustandes müssen wir berücksichtigen, daß viele Eltern ihre fiebernden Kinder viel zu warm anziehen, einpacken oder zudecken. Der dadurch hervorgerufene Wärmestau kann den wahren Zustand verschleiern.

Wenn außer dem Fieber keine anderen Befunde erhoben wurden und das Kind nicht schwer krank wirkt, bleibt der Fall diagnostisch zunächst „abwartend offen". Das ist kein Zeichen von Unvermögen; vielmehr wird damit unser verantwortungsbewußtes Handeln erst recht deutlich: Die Folge kann und darf nicht der ungezielte Einsatz eines Antibiotikums sein, etwa unter der Vorstellung, daß schon „irgendein" bakterieller Infekt dahinterstehen wird. Antibiotika sind keine Fiebermedikamente! Im Gegenteil, wir können damit andere Krankheiten verschleiern. Wenn beispielsweise später ein Exanthema subitum (vgl. B 1.1.2, S. 102) oder eine andere Exanthemkrankheit ausbricht, wird die Abgrenzung gegenüber einem Arzneimittelexanthem unnötig erschwert und eine zielgerichtete Therapie verantwortungslos hinausgezögert.

Unsere Aufgabe besteht vornehmlich darin, die besorgten Eltern entsprechend ausführlich aufzuklären: Wenn sich nach 2 – 3 Tagen keine Veränderungen zeigen oder wenn neue schwerwiegende Krankheitssymptome auftreten, ist das Kind erneut zu einer Kontrolle vorzustellen. Bewährt hat sich in diesen Fällen der tägliche kurze Telefonkontakt mit der Familie.

Besondere Hinweise sind für das Auftreten alarmierender Zeichen mitzugeben, etwa wenn Bewußtseinstrübungen eintreten sollten, wenn die Kinder die Flüssigkeitsaufnahme verweigern, fortlaufend erbrechen oder Schmerzen auftreten, wenn Säuglinge nicht zu beruhigen sind, fortdauernd wimmern oder stöhnend atmen.

Fieber muß nicht zwangsläufig gesenkt werden. Fiebersenkende Maßnahmen sind in der Regel erst bei Temperaturen über 39 °C sinnvoll und auch nur dann, wenn die Kinder deutlich in ihrem Allgemeinbefinden beeinträchtigt sind.

Als fiebersenkende Mittel werden heute in der Kinderheilkunde Parazetamol 20 mg/kg KG (maximale Tagesdosis 60 mg/kg KG) und Azetylsalizylsäure 10 mg/kg KG (maximale Tagesdosis 70 mg/kg KG) verwendet. Aus grundsätzlichen Überlegungen zur Resorption und Steuerbarkeit sollten die oralen Zubereitungen dem Zäpfchen vorgezogen werden. Abkühlungsbäder und Wadenwickel haben selbstverständlich ihren therapeutischen Wert [30].

Auch eine ausreichende Frischluftzufuhr muß gewährleistet sein. Fiebernde Kinder müssen nicht unbedingt Bettruhe einhalten. Sie können ohne weiteres in der Wohnung spielen, sollten allerdings nicht herumtoben.

Fieberkrämpfe

Fieberkrämpfe (vgl. A 9.4) sind im Kindesalter durchaus keine Seltenheit. Etwa 5% aller Kinder erleiden einmal im Leben einen Fieberkrampf. Fieberkrämpfe treten selten vor dem 6. Lebensmonat auf, nach dem 4. Lebensjahr werden sie kaum noch beobachtet. Auslösend sind häufiger virale als bakterielle Infektionen. Der Anfall tritt meist am ersten Fiebertag auf, selten an den folgenden Tagen [51].

Man unterscheidet den „unkomplizierten" von „komplizierten" Fieberkrampf.

Der „unkomplizierte" oder „einfache" Fieberkrampf dauert nur wenige Minuten: Einer kurzen tonischen Phase folgt eine generalisierte klonische Phase, die oftmals mit Zittern oder Frösteln verwechselt wird.

Der „komplizierte" Fieberkrampf dauert länger als 20 min oder es treten Anfallsserien auf. Die Anfälle können eine Herdsymptomatik aufweisen. Nachfolgend kann eine Bewußtseinstrübung, gelegentlich eine Sprachstörung oder eine vorübergehende Halbseitenlähmung bestehen.

Die Therapie des Anfalls erfolgt mit einem Diazepamklysma, das innerhalb von wenigen Minuten wirkt. Parallel dazu ist eine effiziente Fiebersenkung angezeigt.

Im Anschluß an die Notfalltherapie werden mit dem *Fieber-Standard* (Nr. 1) abwendbar gefährliche Verläufe ausgeschlossen und entsprechend therapiert. Mit dem *Anfalls-Standard* (Nr. 73) wird später die weitere Klassifizierung vorgenommen [182].

Wenn durch die vertiefte Diagnostik, insbesondere durch die EEG-Kontrolle, festgestellt wurde, daß es sich tatsächlich um einen Fieberkrampf und nicht um die Erstmanifestation einer Epilepsie gehandelt hat, müssen die Eltern in einem ausführlichen Gespräch auf die Möglichkeit der Wiederholung derartiger Ereignisse hingewiesen werden. Die Aufklärung über das Verhalten bei neuerlichen Fieberzuständen muß umfassend betrieben werden:

Therapie: Diese Kinder sollten bereits bei Temperaturen von 38 °C wirkungsvoll antipyretisch behandelt werden. Großer Wert ist auf eine ausreichende Flüssigkeitszufuhr zu legen, Exsikkose und Elektrolytverschiebungen verstärken die Anfallsneigung. Die Eltern sollten Diazepam-Rectiolen vorrätig haben, um bei auftretenden Anfällen sofort behandeln zu können.

Die Aufklärung beinhaltet auch die Beruhigung, daß sich von den unkomplizierten Fieberkrämpfen nur bei 1–2% der Fälle und von den komplizierten Fieberkrämpfen nur bei etwa 10% der Fälle im späteren Alter eine Epilepsie entwickelt.

„Erschwerter" Zahndurchbruch

„Erschwerter" Zahndurchbruch ist eine „Volkskrankheit". Die Ursache liegt wohl darin begründet, daß das Kausalitätsbedürfnis der Laien dazu führt, allzu voreilig den Zahndurchbruch für uncharakteristische Befindlichkeitsstörungen der Säuglinge verantwortlich zu machen. Es mag gelegentlich Säuglinge geben, die für einige Stunden infolge einer begleitenden leichten Entzündung der Gingiva beeinträchtigt sind. Diese Fälle sind sicher die seltensten. Jedenfalls darf das Fingerlutschen oder das Untersuchen erfaßter Gegenstände mit dem Mund keinesfalls als Zeichen einer „Zahnungsschwierigkeit" gedeutet werden! Dies gehört einfach zur normalen Entwicklung dieser Altersstufe. In jedem Fall sind alle „Zahnungshilfen" obsolet, mögen sie auch zuckerfrei sein: Die Tatsache der Klebrigkeit begünstigt das Anhaften von Speiseresten, eine Karies ist in diesen Fällen vorprogrammiert!

Impffieber

Impffieber ist kein regelmäßig häufiges Ereignis. Der in Deutschland bisher verwendete Ganzkeim-Pertussis-Impfstoff kann Fieber induzieren. Man muß mit dieser Reaktion bei etwa 10% aller Pertussisimpfungen rechnen. Bekannt ist ebenfalls ein kurzzeitiger Fieberanstieg, evtl. mit begleitendem Exanthem, nach der Masern-Mumps-Röteln-Impfung um den 10. Tag nach der Impfung.

Beide Erscheinungen sind nach heutigem Wissen ungefährlich und sprechen nicht gegen eine Fortführung des empfohlenen Impfprogramms.

Von diesen Reaktionen sind entzündliche und abszedierende Prozesse an der Injektionsstelle abzugrenzen.

Angina tonsillaris [18, 92, 155]

Die **Angina tonsillaris** ist ein Krankheitsbild, das sich in der Praxis oft verschleiert darstellt, weil besonders Kleinkinder nicht mit dem anamnestischen Hinweis „Halsschmerzen" vorgestellt werden. Neben dem Fieber wird fast immer über Bauchschmerzen geklagt.

Die Angina (Einengung) ist ein Sammelbegriff für entzündliche Prozesse im Tonsillenbereich. Im allgemeinen Sprachgebrauch werden folgende Bezeichnungen verwendet:

Angina catarrhalis: Tonsillen rot, geschwollen.
Angina follicularis: Neben Rötung und Schwellung Eiterstippchen.
Angina lacunaris: Mit ausgedehnten Eiterbelägen.

Die Angina ist in etwa 90% der Fälle primär viral bedingt. Unter den bakteriellen Erregern überwiegen mit 80% die β-hämolysierenden Streptokokken; Staphylokokken und Pneumokokken sind seltener; sehr selten sind andere Keime.

Für die programmierte Diagnostik kommen als spezifische allgemeinmedizinische Werkzeuge folgende Handlungsanweisungen in Frage:

- *Fieber-Standard* (Nr. 1),
- *Halsschmerz-Standard* (Nr. 3),
- *Bauchschmerz-Standard* (Nr. 40).

Natürlich kann bei entsprechend typischem Aspekt eine intuitive Erfahrungsdiagnostik vorgenommen werden.

Die bakteriellen Entzündungen von den viralen abzugrenzen, ist in der Praxis nicht immer möglich. Zwar sprechen für eine virale Genese ein langsamer Beginn mit zunächst eher mäßigem Fieberanstieg, Mattigkeit, Abgeschlagenheit, Kopfschmerzen und begleitendem Schnupfen, während die bakteriell verursachten Anginen eher abrupten Fieberanstieg mit hohem Fieber und Schluckbeschwerden verursachen. Trotzdem genügen diese Kriterien erfahrungsgemäß nicht für eine Differenzierung.

Zur Abklärung bakterieller Formen gibt es heute 2 prinzipielle Möglichkeiten:

- den direkten Antigennachweis und
- den kulturellen Nachweis aus dem Rachenabstrich.

In Deutschland haben sich 2 Schnelltests zum direkten Antigennachweis auf dem Markt durchgesetzt: der Test der Fa. Abbott und der von Pharmacia. Nach Adam schwankt die Empfindlichkeit dieser Tests beträchtlich in Abhängigkeit vom Krankheitsstadium.

Einfach und zuverlässig ist die Untersuchung auf Streptokokken mit kulturellen Verfahren. Besonders bewährt hat sich der Streptokokken-Selektiv-Agar nach Braveny, bei dem die Verwechslung mit anderen Keimen ausgeschlossen ist. Die bestrichene Agarplatte wird über Nacht bei 37°C im Brutschrank inkubiert und am nachfolgenden Tag beurteilt. Bis auf vergrünende Streptokokken, die leicht von dem β-hämoloysierenden Streptokokken zu unterscheiden sind, wird die Begleitflora auf diesem Selektivagar unterdrückt.

Therapie: Bakterielle Anginen, insbesondere die Streptokokkenangina, werden antibiotisch behandelt. Die Standardtherapie ist Penizillin V sowie Propizillin, in einer Dosierung von 75000 IE/kg KG/Tag verteilt auf 3 Dosen.

Alternativ können Erythromyzin in einer Dosis von 50 mg/kg KG/Tag, verteilt auf 3 Gaben, oder orale Zefalosporine, vorzugsweise Zefadroxil wegen der 2 Einzelgaben pro Tag, eingesetzt werden. Wegen der Gefahr eines Rezidivs und der Streptokokkenfolgeerkrankungen sollte die Behandlung 10 Tage lang erfolgen.

Parallel kann zur Fiebersenkung Parazetamol in altersgemäßer Dosierung eingesetzt werden. Wadenwickel und Abkühlungsbäder ersparen in vielen Fällen Fiebermittel.

Bewährt hat sich unter den allgemeinen Maßnahmen, den Kindern gekühlten Tee oder Saft, kalten Pudding, auch einmal eine Portion Eis anzubieten. Neben der psychologischen Wirkung kann dadurch, abgesehen von der lokalen entzündungshemmenden Kälteanwendung, eine gewisse Schmerzstillung erreicht werden.

Stomatitis-aphthosa-Bilder [144]

Bilder einer **Stomatitis aphthosa** sieht der Arzt vorwiegend bei Kleinkindern. In der Regel ist davon auszugehen, daß es sich um eine Gingivostomatitis herpetica, eine schwere Variante des Herpes-simplex-Typ-I-Erstinfektes, handelt. Die Krankheit beginnt akut. Die Kinder haben hohes Fieber. Die Halslymphknoten sind deutlich angeschwollen. Rasch breiten sich die charakteristischen Bläschen auf dem geröteten Zahnfleisch, der Mundschleimhaut und der Zunge aus. Auf den entstehenden Geschwüren sind weißlich belegte Plaques zu beobachten.

Die Ansteckung erfolgt über direkten körperlichen Kontakt oder gemeinsames Eßgeschirr. Die Kontagiosität ist hoch. Die Kinder sind durch die Schmerzen stark beeinträchtigt. Oftmals halten sie den Mund offen. Es besteht ein massiver Speichelfluß und fötider Mundgeruch.

Therapie: Die symptomatischen Maßnahmen beschränken sich auf lokale Pinselungen, bei älteren Kindern auch Mundspülungen mit Kamillentee, Panthenollösung oder Hexitidin. An ausreichende lokale oder systemische Schmerzstillung ist zu denken.

Neuerdings steht für die Behandlung die Substanz Aciclovir zur Verfügung, die Kindern in Form der Zovirax-Suspension verabreicht werden kann.

Gelegentliche bakterielle Superinfektionen sind antibiotisch zu behandeln.

Bei kleineren Kindern kann die Verweigerung der Nahrungs- und Flüssigkeitsaufnahme zu einer Exsikkose führen. Um bedrohliche Verläufe abzuwenden, sind deshalb kurzfristige Kontrollen durch den Arzt angezeigt.

Die Diagnostik erfolgt fast immer intuitiv. Gelegentlich wird eine Stomatitis aphthosa durch den *Fieber-Standard* (Nr. 1) oder den *Halsschmerz-Standard* (Nr. 3) aufgedeckt.

1.1.2 Exanthem-Bilder

Obwohl wir gelernt haben, daß es „typische" Exantheme bei verschiedenen Infektionskrankheiten gibt, fehlt bis heute für die meisten Exanthemkrankheiten der Beweis dafür, daß es sich tatsächlich um ein erregertypisches Bild handelt [24, 44].

Schwierigkeiten in der Abgrenzung bereiten zudem 2 Phänome:

• Viele klassische Infektionskrankheiten mit Exanthem laufen atypisch und mitigiert ab.

- Auf der anderen Seite beobachten wir heute zunehmende allergische und pseudoallergische Reaktionen an der Haut, die den früher klassischen Exanthemkrankheiten stark ähneln. Selbst erfahrenen Ärzten gelingt derzeit nur bei wenigen Exanthemkrankheiten auf Anhieb die treffende Einordnung.

Für alle fieberhaften Erkrankungen mit Hautausschlägen empfiehlt sich aus diesem Grund das Vorgehen nach dem *Fieber-Standard*.

Scharlach-Bilder [2, 155]

Scharlach-Bilder sah Braun [181] in den Jahren 1967–1973 relativ selten. Im Beobachtungszeitraum 1977–1980 kam Scharlach unter 8000 Fällen überhaupt nicht vor. Da wir in den letzten Jahren wieder vermehrt Scharlach-Bilder registrieren, sollen sie an dieser Stelle besprochen werden.

Scharlach ist eine Streptokokkenangina mit Fieber und Hautausschlag. Die atypischen Erscheinungsbilder und Verlaufsformen bereiten uns zunehmend diagnostische Schwierigkeiten.

Nach einer Inkubationszeit von 2–7 Tagen kommt es zu einem plötzlichen Fieberanstieg, zu Abgeschlagenheit, gelegentlich Bauchschmerzen, fast immer zu einem „scharlachroten" Enanthem, einer Angina mit eitrigen und ulzerösen Belägen, Stunden danach zu einem feinfleckigen, samtartigen Exanthem in der Leisten- und Axillengegend. Ein generalisiertes Exanthem sieht man heute nur selten (Abb. 20). Nur noch gelegentlich tritt nach 1 Woche die typische Schuppung der Haut, bevorzugt an den Händen und Füßen, auf.

Die Diagnose „Scharlach" stützt sich auf die klinischen Erscheinungen und den Erregernachweis; fehlt dieser, wird das Bild der Krankheit als „Bild von Scharlach" klassifiziert.

Auslöser sind meist Streptokokken der Gruppe A, gelegentlich auch der Gruppen C und G. Hämolysierende Streptokokken der Gruppe A lassen sich relativ einfach mit Streptokokkenschnelltests (Firmen Abbott oder Pharmacia) nachweisen. Auch der kulturelle Nachweis mittels selektiver Nährböden nach Braveny ist einfach, schnell und sicher (s. 1.1.1 Angina tonsillaris).

Die **Therapie** besteht in der Behandlung mit Penizillin V, 4- bis 6mal tgl. 200 000 IE 10 Tage lang. Alternativ kommt Erythromyzin 50 mg/kg KG/Tag in 3 Einzeldosen oder Zefadroxil in 2 Tagesdosen in Frage. Bettruhe sollte – auch bei leichteren Verläufen – etwa 1 Woche eingehalten werden. Es empfiehlt sich, die Geschwister und Eltern gleichzeitig im Sinne einer Expositionsprophylaxe für 3–5 Tage mit einem Oralpenizillin mitzubehandeln.

Die Kinder können nach 2 Wochen wieder den Kindergarten oder die Schule besuchen.

Die sehr seltenen schweren und evtl. toxischen Bilder mit Empyemen, Pneumonien, Mastoititiden, Osteomyelitiden und Nephritiden werden nicht zu Hause behandelt.

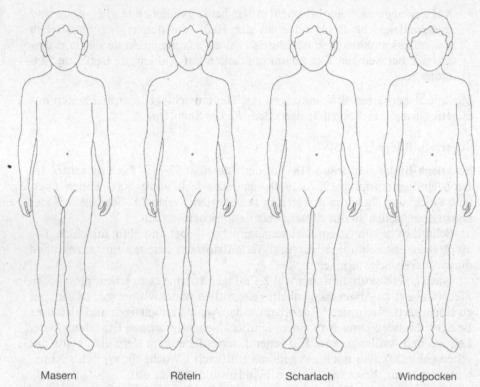

Masern   Röteln   Scharlach   Windpocken

Abb. 20. Differentialdiagnose der Exanthembilder von Masern, Röteln, Scharlach und Windpocken

Masern-Bilder [69, 146, 176]

Masern-Bilder werden als Folge der Lebendimpfung immer weniger beobachtet (Abb. 20).

Die Masern sind eine Viruserkrankung mit hoher Kontagiosität. Nach einer Inkubationszeit von 9–12 Tagen kommt es beim klassischen Verlauf zu den pathognomonischen katarrhalischen Prodromalerscheinungen: Rhinitis, Konjunktivitis und Koplik-Flecken an der Wangenschleimhaut. 3 oder 4 Tage nach Beginn des Prodromalstadiums tritt, am Kopf beginnend, das makulöspapulöse Exanthem auf, das sich über das Gesicht distal weiter bis zu den Füßen ausbreitet. In der gleichen Reihenfolge verschwindet es wieder. Die Infektiosität besteht vom 8. Inkubationstag bis einschließlich zum 5. Exanthemtag.

Mit atypisch verlaufenden Masern muß nach vorausgegangener Impfung mit inaktiviertem Masernimpfstoff gerechnet werden, wenn später keine Lebendimpfung nachfolgte. Derartige Exantheme sind vesikulär, mehr an Füßen und Beinen und zeigen ein zentripetales Ausbreitungsmuster. Im Gegensatz zu normalen Masern findet man im Blut dieser Patienten hohe IgG-Antikörper und normale bis negative IgM-Antikörper.

In etwa 1‰ der Masernfälle kommen Enzephalitiden vor, die nicht selten Restschäden verursachen. Pneumonien und Otitiden sind häufiger, auch an das Auftreten einer Myokarditis und des Masernkrupps ist zu denken.

Therapie: Unkomplizierte Masern werden mit antipyretischen Mitteln, der oft bestehende Reizhusten mit Kodeinpräparaten behandelt. Die Kinder sollten Bettruhe einhalten, das Zimmer gegen Lichtreize abgedunkelt werden.

Röteln-Bilder [44, 69, 148]

Röteln-Bilder sehen wir in der Praxis dank der Impfung heute ebenfalls zunehmend weniger. Die Klassifizierung ist – abgesehen bei Epidemien – schwierig, da das Exanthem oft relativ kurz, manchmal nur für Stunden, erscheint.

Die Effloreszenzen sind kleiner als bei Masern, weniger konfluierend, blasser und größer als bei Scharlach (Abb. 20). Bei Röteln (Abb. 20) findet man fast immer tastbar vergrößerte Lymphknoten nuchal und zervikal sowie okzipital.

Das Blutbild zeigt eine Leukopenie, eine relative Lymphzytose und eine Vermehrung der Plasmazellen.

Die Kinder sind 5–7 Tage vor dem Exanthemausbruch und 3 Tage nach dem Abblassen des Ausschlags ansteckend, die Ansteckung erfolgt als Tröpfcheninfektion.

Die Erkrankung ist an sich harmlos, wegen der praktisch fehlenden Allgemeinerscheinungen erübrigt sich auch eine Therapie. Gelegentlich klagen die Kinder über Gelenkbeschwerden, in diesen Fällen können Analgetika eingesetzt werden.

Röteln stellen bekanntlich nur für den Embryo ungeschützter schwangerer Frauen im 1. Trimenon eine Gefahr dar. In diesen Fällen ist die sofortige Blutuntersuchung der Schwangeren auf IgG- und IgM-Antikörper durchzuführen. Außerdem soll gleichzeitig Rötelnimmunglobulin verabreicht werden. Der Nachweis von IgM-Antikörpern spricht für eine frische Infektion und stellt nach heutiger Ansicht die Indikation für einen Schwangerschaftsabbruch dar.

Varizellen-Bilder [149, 176]

Varizellen-Bilder (Windpocken) gehören zu den wenigen Exanthemkrankheiten, bei denen der Erregernachweis in den Effloreszenzen geglückt ist. Der Erreger gehört zur Gruppe der Herpesviren.

Die Infektiosität ist sehr hoch, deshalb erkranken schon fast alle Menschen im Kindesalter, so daß die Erwachsenen praktisch immer eine ausreichende Immunität besitzen. Die Ansteckungsfähigkeit beginnt schon 1–2 Tage vor Ausbruch der Krankheit, sie wird zwar im Verlauf immer geringer, erlischt aber erst mit dem Abfallen der letzten Krusten.

Das Exanthem beginnt mit einzelnen verstreuten Pusteln und Bläschen, breitet sich dann rasch über den gesamten Körper aus. Charakteristisch ist die Einbeziehung des behaarten Kopfes und der Schleimhäute (Abb. 20). Das Nebeneinander aller Stadien (Pusteln, Bläschen und Krusten), als Sternkarte bezeichnet, ist ebenfalls typisch.

In der Regel werden die „Varizellen-Bilder" klassifiziert. Die exakte Diagnosestellung setzt einen direkten Virusnachweis aus den Bläschen voraus, spielt aber in der Praxis keine Rolle.

Extrem selten kommen Meningoenzephalitiden oder eine diffuse Enzephalomyelitis vor. Beim geringsten Verdacht darauf ist eine stationäre Behandlung erforderlich.

Gefährdet sind die Kinder ungeschützter schwangerer Frauen: Varizellen, die nach dem 4. Tag vor der Geburt bei der Schwangeren auftreten, verursachen beim Neugeborenen sehr schwere, in einem Drittel der Fälle, letale Verläufe.

Die **Therapie** möchte ich als „halbkausal" bezeichnen. Das Virus ist empfindlich gegenüber Luftsauerstoff und gegen Austrocknung. Dies kann dahingehend ausgenutzt werden, daß man die Kinder einige Tage weder badet noch wäscht. Alle 2 – 3 h reibt man die Haut mit einem juckreizstillenden Puder ein. Die Kinder sollten leicht bekleidet sein, damit sie nicht schwitzen; die Wohnung wird alle 2 h kurzzeitig gut gelüftet, damit eine möglichst hohe Sauerstoffkonzentration erreicht wird. Wenn einen Tag lang keine neuen Bläschen aufgetreten und alle vorhandenen Bläschen verkrustet sind, kann unter der Dusche vorsichtig versucht werden, die Krusten abzulösen.

Gegen den manchmal quälenden Juckreiz hat sich Dimetinden bewährt. Neben dem leicht sedierenden Effekt kann auf diese Weise das Aufkratzen und Weitertragen der Infektion in andere Hautabschnitte vermindert werden.

Herpes-zoster-Bilder [20, 145]

Herpes-zoster-Bilder gehören bei Kindern zu den selteneren Beratungsursachen. Das Herpes-zoster-Virus und das Varizellenvirus sind bekanntlich identisch. Normalerweise ist eine Zosterinfektion ein Rezidiv bei nachlassender Immunität im höheren Alter. Man nimmt heute allgemein an, daß die in den Spinalganglien persistierenden Viren durch einen nicht näher bekannten Reiz aktiviert werden.

Deshalb ist die Erkrankung fast immer auf ein Nervensegment beschränkt. Die klassische Gürtelrose entspricht dem Befall eines Thorakal- oder Lumbalsegments. Andere Segmente können bekanntlich ebenfalls betroffen sein.

Therapeutisch haben sich die bekannten Schüttelmixturen (z. B. Lotio zinci mit 0.5% Vioform) bewährt. Die Anwendung antiviraler Externa ist umstritten; bei gefährdeten Patienten (z. B. mit immunsuppressiver Therapie) ist Aciclovir indiziert. Kinder scheinen die Erkrankung mit weniger Schmerzen zu überstehen, deshalb braucht man in der Regel weniger Analgetika. Unter den besonderen Verlaufsformen sind die Ausbreitung des 1. Trigeminusastes and der Zoster oticus zu beachten. In beiden Fällen ist der betreffende Fachkollege zuzuziehen.

Erysipel-Bilder [1, 19]

Bilder von **Erysipelen** sind seltene Krankheitsbilder. Es handelt sich um bakterielle akute Erkrankungen der Haut. Die Erreger sind hauptsächlich Streptokokken der Gruppe A, weniger oft Staphylokokken oder andere Keime. Die Infektion erfolgt über kleine Wunden.

Die **Therapie** der Wahl ist die Penizillinbehandlung mit 600 000 bis 800 000 IE/Tag, bei älteren Kindern 1–2 Mio. IE/Tag. Alternativ empfiehlt sich die Fabe von Erythromyzin oder Lincomyzin 50 mg/kg KG/Tag auf 3 Dosen verteilt.

Erythema-infectiosum-Bilder (Ringelröteln) [15, 69, 90, 91]

Erythema-infectiosum-Bilder (auch Ringelröteln oder 5. Krankheit genannt), gehören zu den seltenen unter den regelmäßig häufigen Krankheitsbildern. Unser Wissen über diese Erkrankung wurde jüngst so beträchtlich erweitert, daß die Kenntnis dieser Infektion wichtig ist.

Die Erkrankung befällt vorwiegend Kindergarten- und Schulkinder und tritt in den besuchten Einrichtungen epidemisch auf. Als Erreger wurde das menschliche Parvovirus B 19 (HPV-B-19) nachgewiesen. Meist ohne Fieber tritt eine scharf begrenzte Rötung im Gesicht auf, die die Nase überschreitet und dadurch einer Schmetterlingsfigur ähnelt. Etwa 1–4 Tage später ist am Stamm und den Extremitäten der erythematöse, makulopapulöse Ausschlag zu beobachten, der sich durch ein girlandenförmiges Muster auszeichnet und nach Tagen zentral abblaßt. Das Exanthem ist gelegentlich 3 Wochen lang zu sehen.

Die Inkubationszeit beträgt 13–18 Tage. Die 4tägige virämische Phase dürfte zwischen dem 3. und 10. Tag eintreten, und nur während dieser Zeit sind die Kinder ansteckend. Die besondere Bedeutung dieser an sich harmlosen Erkrankung ergibt sich aus der Wirkung auf ungeschützte schwangere Frauen. Diese können die Infektion inapparent durchmachen, allerdings kann es zu einem Hydrops fetalis mit nachfolgender Totgeburt kommen.

Bislang wurden keine Mißbildungssyndrome durch HPV-B-19 bekannt. Die Infektion des Fetus scheint nach einem „Alles-oder-nichts-Prinzip" abzulaufen. Die Konsequenz für den Arzt, der dieses Krankheitsbild feststellt, liegt darin, daß er den entsprechenden Kindergarten oder die Schule informiert, damit sich schwangere Erzieherinnen oder Lehrkräfte einer Blutuntersuchung unterziehen, um im Falle negativer Titer für die Dauer der Epidemien vom Dienst freigestellt werden zu können.

Exanthema-subitum-Bilder [33]

Exanthema-subitum-Bilder werden aus dem klinischen Verlauf klassifiziert. Nach einem initialen hohen Fieberanstieg, nicht selten von einem Fieberkrampf begleitet, kommt es nach 1–4 Tagen vorwiegend am Stamm zum Auftreten eines zarten, rötelnähnlichen Hautausschlags. Betroffen sind Säuglinge und Kleinkinder, der Erreger ist unbekannt. Initial findet sich im Blutbild eine

Leukozytose mit Linksverschiebung, während des Exanthems eine Leukopenie mit Lymphozytose. Die Erkrankung ist gutartig. Außer antipyretischen Maßnahmen sind keine therapeutischen Schritte notwendig.

Im Falle eines Krampfanfalls sollte der *Epilepsie-Standard* (Nr. 62) angewendet werden, um einen unkomplizierten Fieberkrampf zu bestätigen.

1.1.3 Otitis-media-, Sinusitis-, Mumps-Bilder

Otitis media/Mittelohrentzündung [108, 185]

Bilder einer Mittelohrentzündung gehören zu den regelmäßig häufigsten Beratungsergebnissen. Im Säuglings- und Kleinkindesalter tritt dieses Krankheitsbild außerordentlich häufig auf, im Krankengut von Braun finden sich immerhin 59 von 82 Fällen in der Altersgruppe 0 – 14 Jahre. Die Ursache ist in der erhöhten Infektanfälligkeit dieser Altersgruppe zu sehen. Aber auch die anatomischen Verhältnisse (kurze weite Tube und häufig Adenoide) begünstigen das Zustandekommen.

Die Diagnostik orientiert sich beim Säugling und Kleinkind hauptsächlich an den klinischen Erscheinungen (Temperaturerhöhung, Unruhe, Weinen, Appetitlosigkeit, Druckempfindlichkeit des Tragus und manchmal Nackensteifigkeit), weil das dickere Trommelfell weniger charakteristische Befunderhebungen erlaubt als bei älteren Kindern und Erwachsenen. Als Erreger kommen bei Kleinkindern am häufigsten Haemophilus influenzae, bei älteren Kindern Streptococcus pneumoniae in Frage.

Die **Therapie** besteht in abschwellenden Nasentropfen und Analgetika. Zur Antibiose empfiehlt sich Amoxizillin-Clavulansäure 50 – 100 mg/kg KG/Tag in 3 Einzelgaben oder Zefaclor 50 – 100 mg/kg KG/Tag auf 2 Einzelgaben verteilt. Ohrentropfen sind allenfalls sinnvoll, wenn sie ein Analgetikum enthalten.

Der Befund muß bis zum vollständigen Abklingen kontrolliert werden, um nicht Komplikationen (Mastoiditis) oder das Chronischwerden zu übersehen. Bei Versagen der Therapie oder bei geringsten Hinweisen auf Komplikationen ist der Spezialist einzuschalten.

Die Diagnostik erfolgt bei typischer Symptomatik intuitiv. Nicht selten ergibt die programmierte Untersuchung mit dem *Fieber-Standard* (Nr. 1) beim vermeintlich uncharakteristischen Fieberanfall das „Bild einer Mittelohrentzündung" und führt dadurch auf die richtige Spur.

Sinusitis-frontalis-Bilder [121, 185]

Sinusitis-frontalis- und **Sinusitis-maxillaris-Bilder** können direkt klassifiziert werden oder ergeben sich aus örtlichen bzw. allgemeinen Routinen [*Fieber*-(Nr. 1) und *Kopfschmerz-Standard* (Nr. 70)].

Obwohl nach sorgfältiger Reinigung der Nase auch meist der direkte Erregernachweis möglich ist, wird darauf in der Regel verzichtet.

Als Erreger finden sich überwiegend Staphylokokken, Streptokokken, Pneumokokken und Haemophilus influenzae.

Therapeutisch werden abschwellende Nasentropfen eingesetzt, um den Sekretabfluß zu verbessern. Oftmals läßt sich der Effekt durch Azetylzysteinpräparate verbessern. Antibiotisch empfiehlt sich Amoxizillin, evtl. kombiniert mit Clavulansäure 100 mg/kg KG/Tag auf 3 Einzeldosen verteilt, oder Erythromyzin 50 mg/kg KG/Tag. Unterstützend haben sich Kamillendampfinhalationen, Rotlicht und Kurzwelle bewährt.

Mumps-Bilder [147]

Mumps-Bilder werden, nicht zuletzt wegen der verbreiteten und gut wirksamen Mumps-Impfungen, zunehmend seltener.

Der Erreger gehört zur Gruppe der Paramyxoviren und führt zu einer schmerzhaften ein- oder beidseitigen Schwellung der Parotisdrüsen. Typisch bei der Befunderhebung sind die teigige Schwellung und das „reitende" Ohrläppchen. Im Bereich der Wangenschleimhaut imponiert die geschwollene Papille des Drüsenausführungsganges.

Es gibt keine kausale Therapie. Empfehlenswert sind lokale milde Wärmeanwendung, Bettruhe, bei Fieber Antipyretika.

Komplizierend ist die Beteiligung des ZNS mit einer serösen Meningitis. Verdachtsfälle sind unverzüglich stationär einzuweisen. Als besondere Komplikation älterer Knaben kurz vor oder nach der Pubertät ist die Orchitis zu nennen, die in einem hohen Prozentsatz zu Infertilität führt. Die Orchitis kann gelegentlich der Parotitis auch vorangehen oder isoliert auftreten.

Die Rate der Keimdrüsenbeteiligung läßt sich bei dieser Patientengruppe durch die Gabe von Mumpsimmunglobulin auf etwa ein Drittel senken.

1.1.4 Krupp-Syndrom[1] [28, 81, 102]

Krupp-Syndrom ist ein Sammelbegriff unspezifischer Symptome, die Erkrankungen mit Einengung von Larynx, Larynx und Trachea oder Larynx und Bronchien umfassen. Zum Krupp-Syndrom gehören auch Einengungen der Atemwege bei Diphtherie, Masern, Fremdkörperaspirationen, Fremdkörperingestion mit Steckenbleiben im Ösophagus, Verätzungen, Verbrühungen und allergische Ödeme.

Für die Praxis haben im wesentlichen 3 Krankheitsbilder im Kindesalter eine Bedeutung: die Laryngotracheobronchitis, die Epiglottitis und die Fremdkörperaspiration.

---

[1] Der früher verwendete Begriff „Pseudo-Krupp" erklärt sich aus der Unterscheidung *Krupp* = Diphtherie, *Pseudokrupp* = nicht diphtherischer Krupp. Dem wissenschaftlichen Anspruch wird der heute gültige Ausdruck „Kruppsyndrom" besser gerecht, weil darunter alle entsprechenden Krankheitsbilder subsummiert werden können.

Für das diagnostische Vorgehen empfiehlt sich der *(Pseudo-)Krupp-Standard* (Nr. 5). Das programmierte Vorgehen bedeutet keinen Zeitverlust, verhindert aber, daß „intuitiv" unzulässige Ausschlüsse getroffen und abwendbar gefährliche Verläufe übersehen werden.

Die **Laryngotracheobronchitis** ist eine Virusinfektion mit entzündlicher Einengung des subglottischen Raumes. Als sehr akut verlaufende bakterielle Infektion durch Haemophilus influenzae Typ B entsteht die **Epiglottitis**. In diesem Fall betrifft die Einengung die Epiglottis, die aryepiglottischen Falten und Taschenbänder.

Rund 90% der Kinder mit Krupp-Syndrom haben eine Laryngotracheobronchitis, höchstens 10% eine Epiglottitis. Im umgekehrten Verhältnis steht das Risiko der Erkrankung: Nach Literaturangaben beträgt die Mortalität der Epiglottitis bis zu 50%, die der Laryngotracheobronchitis dagegen weniger als 1%. Deshalb ist die Abgrenzung der beiden Krankheitsverläufe von entscheidender Bedeutung (Tabelle 4). Hinzu kommt, daß der überwiegende Teil der Kinder als Notfallpatienten vorgestellt wird. Nicht selten treten diese Fälle in der Nacht auf. Gemeinsam ist beiden Krankheitsbildern die inspiratorische Atemnot.

Für die Praxis hat sich die Einteilung des Krupp-Syndroms in Stadien bewährt (Tabelle 5).

Die Stadien III und IV entsprechen fast immer dem klinischen Bild einer Epiglottitis.

Tabelle 4. Die wichtigsten differentialdiagnostischen Kriterien von Laryngotracheobronchitis und Epiglottitis

	Laryngotracheobronchitis	Epiglottitis
Beginn	langsam	strürmisch
Nach banalem Infekt (Schnupfen)	häufig	praktisch nie
Allgemeinszustand	befriedigend	schlecht, schwerkrank, unruhig, ängstlich
Bellender typischer Krupphusten	ja	nein
Stimme	heiser, aphonisch	klar, kloßig
Speichelfluß	nein	ja
Halsschmerzen	nein	ja
Fieber	mäßig	hoch

Tabelle 5. Stadieneinteilung des Kruppsyndroms

Stadium I	Heiserkeit, bellender Husten
Stadium II	inspiratorischer Stridor
Stadium III	Atemnot, Unruhe, Tachykardie, interkostale Einziehungen
Stadium IV	extreme Atemnot, tiefe interkostale, jugulare Einziehungen, Blässe, Zyanose, akute Erstickungsgefahr

In den Stadien I und II ist die vorsichtige Untersuchung des Rachens mit dem Mundspatel erlaubt. Die Stadien III und IV müssen sofort in die Klinik eingewiesen werden. Spateluntersuchungen sind kontraindiziert! Der Transport muß in Intubationsbereitschaft erfolgen! Diese, oder die Tracheotomie, kann bei plötzlichem Larynxverschluß lebensrettend sein.

Therapie: Die Behandlung durch den Hausarzt ist auf die Stadien I und II beschränkt. Man sollte mit Chloralhydrat-Rektiolen sedieren. Zusätzlich Rectodelt oder Klysmacort 100 mg, bei Bedarf Wiederholung nach bereits 30 min. Ein wichtiger Grundsatz ist die Frischluftzufuhr (Ausnahme Smog). Ausreichende Flüssigkeitszufuhr in vielen kleinen Portionen.

In den Stadien III und IV sind Rectodelt oder Klysmacort 100 mg sinnvoll, sie wirken nur bei der Laryngotracheobronchitis, schaden andererseits nicht bei der Epiglottitis. Die Kinder müssen durch Zuspruch beruhigt werden, Sedative sind kontraindiziert!

Laryngotracheobronchitiden rezidivieren in zahlreichen Fällen. Es ist daher wichtig, mit den Eltern das Krankheitsgeschehnis ausführlich zu erörtern, ein Kortikoid prophylaktisch zu verordnen und genau festzulegen, wann der Arzt gerufen werden muß.

Maßnahmen, die die Eltern vornehmen:

Kind aus dem Bett nehmen, witterungsgemäß anziehen, wenigstens 1 h im Freien herumtragen (Ausnahme Smogsituation) und beruhigend auf das Kind einsprechen. Wenn bereits vorhanden, Rectodelt 100 mg verabreichen. Nimmt die Atemnot zu, Arzt – auch in der Nacht – rufen!

Auch **Fremdkörperaspirationen** (s. auch B 5.2) können das Bild eines Krupp-Syndroms verursachen. Die ersten Hinweise ergibt die Anamnese mit dem Leitsymptom des plötzlichen Hustenanfalls. Je nach Größe des Fremdkörpers und nach Lokalisation des Aspirats entwickelt sich ein mehr oder weniger stürmischer Verlauf mit keuchender Atmung, Stridor, Zyanose und auch Dyspnoe.

In Abhängigkeit von der Lage des Fremdkörpers entwickeln sich andere objektive Zeichen: Bei unvollständigem Bronchialverschluß entsteht ein Ventilmechanismus, infolge des „air trapping" wird der betreffende Lungenabschnitt überbläht. Dies fällt gelegentlich schon optisch durch eine dezente Asymmetrie des Thorax auf, perkutorisch und auskultatorisch ist die Seitendifferenz verifizierbar.

Bei vollständigem Bronchialverschluß kommt es auf der betroffenen Seite schnell zur Atelektase, überbläht wird jetzt die gesunde Seite.

Der Verdacht auf eine Fremdkörperaspiration stellt die Indikation zur Röntgenaufnahme der Thoraxorgane dar. Zeigen sich typische Veränderungen, ist die stationäre Einweisung zur baldmöglichen diagnostischen (und therapeutischen) Bronchoskopie zwingend erforderlich. Der Transport sollte ärztlich begleitet und in Intubationsbereitschaft erfolgen. So selten solche Vorkommnisse sind, der Arzt darf nicht aufhören, daran zu denken, auch wenn nicht der geringste anamnestische Hinweis oder andere Hinweise in diese Richtung gehen. Die Fremdkörperaspiration ist ein abwendbarer gefährlicher Verlauf (AGV).

1.1.5 Pneumonie-Bilder [120]

Pneumonie-Bilder verteilen sich in der Allgemeinpraxis etwa zur Hälfte auf Erwachsene und zur anderen Hälfte auf die Kinder. Pneumonien bei Kindern sind vielgestaltig; dabei spielen Alter und die besondere immunologische Situation eine Rolle. An Pneumonien erkranken zwar alle Altersgruppen, Kinder in den ersten 3–4 Lebensjahren jedoch deutlich häufiger.

Die exakte Diagnose „Pneumonie" beruht neben den klinischen Befunden auf dem Röntgenbefund und dem Erregernachweis. Darauf muß man in der Praxis für gewöhnlich verzichten. Wir behandeln damit in der Regel das „Bild der Pneumonie".

Beim typischen **Bild einer Pneumonie** wendet der Arzt die Erfahrungsdiagnostik an. Um seinen Eindruck abzusichern, wird der *Husten-Standard* (Nr. 2) oder der *Fieber-Standard* (Nr. 1) angewendet und in die richtige Richtung führen.

Die weitaus meisten Pneumonien sind infektiöser Natur. Nur im Neugeborenen- und Säuglingsalter spielen Aspirationspneumonien eine wesentliche Rolle. Das Symptom Fieber kann bei jungen Säuglingen fehlen. Das Gesicht der Kinder kann diagnostisch wichtig sein: hochrote Verfärbung, in schweren Fällen Zyanose, beim Säugling gewöhnlich auffallende Blässe. Fast immer besteht Nasenflügelatmen.

Die Atmung ist beschleunigt. Die Dyspnoe verursacht juguläre und epigastrische Einziehungen. Perkutorisch und auskultatorisch sind nicht immer die klassischen Befunde zu erheben. Das Abdomen ist praktisch immer meteoristisch aufgetrieben, wir sprechen vom „Pneumoniebauch".

Röntgenologisch finden sich alle Formen von Infiltraten, von diskreten bis zu massiven Befunden.

Die allgemeine Behandlung besteht in ausreichender Frischluftzufuhr in Form von Freiluftliegekuren, Lagerung mit leicht erhöhtem Oberkörper und reichlicher Flüssigkeitszufuhr in vielen kleinen Portionen.

Die Pneumonietherapie liegt seit der Entdeckung der Antibiotika bei einigermaßen geordneten häuslichen Verhältnissen wieder im Bereich der allgemeinärztlichen und pädiatrischen Erstberater. Die antibiotische Behandlung richtet sich nach dem Typ der Pneumonie und dem damit wahrscheinlichen Erreger.

Als seltene Komplikation kann eine Herzinsuffizienz auftreten. Bei geringstem Verdacht darauf ist die sofortige stationäre Behandlung unumgänglich. Die Zeichen einer Herzinsuffizienz, insbesondere der Rechtsherzinsuffizienz, zeigen sich frühzeitig durch Hepatosplenomegalie, mehr oder weniger ausgeprägte Ödeme an den Fußrücken, Dyspnoe und Schwitzen sowie Trinkschwäche bei Säuglingen.

1.1.6 Keuchhusten-Bilder [136, 142, 152]

Keuchhusten-Bilder kamen einige Zeit durch die konsequent durchgeführten Impfungen nicht mehr regelmäßig vor. Nachdem die Keuchhustenschutzimpfung in vielen Regionen bis vor kurzem aber nicht mehr durchgeführt wurde, treten wieder Kleinraumepidemien auf.

Bei typischen Angaben geht der Arzt nach seinen Erfahrungen vor. Die heute wesentlich häufiger vorkommenden atypischen Verläufe werden jedoch nur mit der programmierten Diagnostik richtig klassifiziert (z. B. *Husten-Standard* Nr. 2).

Die exakte Diagnose „Keuchhusten" wird aus der typischen Symptomatologie, den Anfällen, den Blutbildveränderungen, dem Röntgenbild und dem positiven Erregernachweis gestellt. „Typische" Hustenanfälle gestatten lediglich eine *Bild*klassifizierung als „Keuchhusten-Bild", da keuchhustenähnliche Bilder bei Kindern auch auf anderen Ursachen beruhen können.

Therapie: Als Mittel der Wahl beim Keuchhusten gilt der Erythromyzin, 50 mg/kg KG/Tag alternativ Amoxizillin 50 – 100 mg/kg KG/Tag. Das Pertussishyperimmunglobulin besitzt keine Wirkung. Wichtig ist die begleitende Frischluftbehandlung. Gelegentlich helfen Sekretolytika. Die Mahlzeiten sollen klein und vitaminreich sein. Kodein erhöht nach heutigem Wissen die Gefahr von Atelektasen und sekundären Pneumonien. Da die Anfälle zentralnervös ausgelöst werden, kann im Stadium convulsivum eine milde Sedierung mit Chloralhydrat oder 1 – 2 mg Valium erfolgreich zur Anfallskupierung angewandt werden.

Bei Verdacht auf enzephalitische Verläufe oder bei sekundären Pneumonien ist die stationäre Behandlung notwendig. Säuglinge im 1. Lebensjahr werden grundsätzlich stationär behandelt.

Nach allgemeiner Ansicht ist der Keuchhusten bereits nach durchschnittlich 4 Behandlungstagen mit Erythromyzin nicht mehr ansteckend. Kindergarten- und Schulbesuch richten sich aber nicht danach; alleiniger Maßstab kann nur das Allgemeinbefinden des Kindes sein. Prophylaktisch sollten in den betroffenen Familien gesunde kleinere Kinder und Säuglinge für 10 Tage ebenfalls antibiotisch mit Erythromyzin, 50 mg/kg KG/Tag oder Amoxizillin 50 mg/kg KG/Tag behandelt werden.

Die Impfung ist seit Juni 1991 wieder generell für alle Kinder empfohlen. Es bestehen praktisch keine Einschränkungen für die Anwendung des Impfstoffes. Damit hat die kontroverse Debatte zur Keuchhustenschutzimpfung zum Wohle der Kinder endlich ein Ende!

1.1.7 Lungentuberkulose

Die **Lungentuberkulose** gehört glücklicherweise nicht mehr zu den regelmäßig häufigen Ereignissen. Möglicherweise wird sich das durch anhaltende Asylantenzuwanderung aus Ländern der dritten Welt und einigen osteuropäischen Ländern ändern. Mit Sorge ist auch in diesem Zusammenhang das Anwachsen immungeschwächter HIV-Träger zu registrieren, denn schon jetzt kommt es in Afrika, aber auch in den „Aids-Hochburgen" Amerikas (San Francisco und New York) zu einer explosionsartigen Zunahme gefürchteter Doppelinfektionen mit Tuberkulose.

Da die Tuberkuloseschutzimpfung nicht mehr öffentlich empfohlen wird, ist der Tuberkulindiagnostik im Kindesalter erhöhte Aufmerksamkeit zu widmen. Wenigstens 1mal jährlich sollte ein Tuberkulintest durchgeführt werden. Bei Kindern mit einer Tuberkulinkonversion ist prinzipiell der Kinderarzt zuzuziehen.

Ein Tuberkuloseverdacht kann sich aus einer Vielzahl von programmierten Untersuchungen [*Fieber-Standard* (Nr. 1), *Husten-Standard* (Nr. 2), *Schwitz-Standard* (Nr. 47), *Tabula diagnostica* (Nr. 67)] oder dem allein durchgeführten Tuberkulintest ergeben.

1.2 Afebrile (subfebrile) Allgemeinreaktionen (AFAR) und afebrile Atemwegskatarrhe

1.2.1 Afebrile Allgemeinreaktionen (AFAR)

Afebrile Allgemeinreaktionen (AFAR) sind häufige Beratungsursachen, die weitgehend denen mit uncharakteristischem Fieber (UF) entsprechen; es fehlt nur die Temperaturerhöhung. Örtliche Symptome können hinzukommen.

In dieser offengelassenen Klassifizierung, der afebrilen Allgemeinreaktion (AFAR), sammeln sich so verschwommene Beratungsursachen wie: „Irgendwie gefällt mir das Kind nicht", „es ist nicht so wie sonst", „es wirkt so abgeschlagen", „es schwitzt leicht", „es hat sich verkühlt".

In der Regel verschwinden diese Symptome genauso spontan, wie sie aufgetreten sind. Oft suchen die Eltern unmittelbar danach den Kontakt zum Arzt, um bestätigt zu bekommen, daß alles in Ordnung ist. Trotzdem sollte programmiert untersucht werden, damit kein abwendbarer gefährlicher Verlauf (AGV) übersehen wird. Für die Diagnostik empfiehlt sich, zunächst nach dem *Fieber-Standard* (Nr. 1) vorzugehen.

1.2.2 Schnupfen

Schnupfen wird dem Arzt viel seltener vorgestellt, als er tatsächlich vorkommt. Neben den klassischen Symptomen der laufenden Nase, dem Niesen und Augentränen können bei Säuglingen auch Trinkschwäche und Unruhe bestehen. Ansonsten bestehen keine weiteren Krankheitszeichen.

Die **Therapie** mit abschwellenden Nasentropfen sollte sehr restriktiv gehandhabt werden. Bei Säuglingen versucht man, mit der Applikation von physiologischer Kochsalzlösung und anschließendem Absaugen mit der „NUK-Nasenpumpe" (Abb. 17) das Befinden zu bessern. Ein eitriger, fötider Schnupfen, bei Säuglingen meist durch Streptokokken der Gruppe A oder auch Staphylokokken verursacht, wird mit Penizillin behandelt.

Bei chronischem Schnupfen muß eine anatomische (Septumdeviation, Adenoide, Fremdkörper), aber auch eine organische (Mukoviszidose, Allergie, Immunmangel) Ursache ausgeschlossen werden.

1.2.3 Halsschmerzen, Pharyngitis, Laryngitis [130, 185]

Halsschmerzen

Halsschmerzen als uncharakteristisches Beschwerdebild kommen bei Kindern immer wieder vor, obwohl sie seltener darüber klagen als Erwachsene. Gemeint sind hier nur Fälle, die zwar Halsschmerzen, aber keine sichtbaren Rachenentzündungen aufweisen und bei denen keinerlei andere, geschweige denn Allgemeinerscheinungen, vorliegen.

Pharyngitis

Von einer **Pharyngitis** sprechen wir, wenn neben den Halsschmerzen auch eine Rachenentzündung besteht. In aller Regel handelt es sich um virale Infekte, gelegentlich sind Streptokokken die Auslöser. Neben der charakteristischen Rötung des Rachenrings und des weichen Gaumens sind bei Kindern meist die Kieferwinkellymphknoten tastbar vergrößert.

Die **Therapie** ist symptomatisch. Ältere Kinder können Dobendan-Tabletten lutschen oder mit Hexetidinlösung gurgeln. Nur bei den selteneren bakteriellen Entzündungen ist die Behandlung mit Penizillin oder Erythromyzin indiziert.

Laryngitis

Eine isolierte **Laryngitis** ist im Kindesalter sehr selten. Besteht keine Atemnot, kann zunächst zugewartet werden, die Symptome der Heiserkeit verschwinden meist nach 3–4 Tagen. Bestehen die Erscheinungen länger, ist nach spätestens 1 Woche die HNO-fachärztliche Untersuchung angezeigt.

Eine Sonderform findet sich gelegentlich im Neugeborenenalter, bei der Heiserkeit oder Aphonie beim Schreien auftreten kann. Hier ist die kinderärztliche Untersuchung zur Feststellung einer harmlosen Reifungsverzögerung der Kehlkopfknorpel und der Trachealknorpel und zum Ausschluß kleiner Lymphangiome oder Hämangiome in den oberen Atemwegen erforderlich.

1.2.4 Husten, Bronchitis [119, 121]

Husten gehört zu den häufigsten Beratungsursachen. Der „Durchschnittsfall", bei dem der Husten erst einige Tage dauert und der keine weiteren Krankheitssymptome aufweist, kann zunächst intuitiv (Racheninspektion, Perkussion und Auskultation) untersucht werden. Auch offenbar harmlose Verläufe, die länger als 10 Tage anhalten, bedürfen der diagnostischen Abklärung mit dem *Husten-Standard* (Nr. 2).

Besonders Säuglinge und Kleinkinder husten, wenn Nasensekret im Verlauf eines Schnupfens nach unten läuft oder „hochgezogen" wird. Naturgemäß tritt dieser Husten während des Schlafens stärker auf als am Tage.

Bei der Auskultation im Liegen hört man nicht selten eindrucksvoll bronchitische Rasselgeräusche, die allerdings sofort verschwinden, wenn man die Kinder in Bauchlage untersucht. Therapeutisch wird allein der Schnupfen behandelt, die Eltern sind aber entsprechend aufzuklären, daß der Husten sofort verschwindet, wenn die Nase oft genug gereinigt wird.

Abzugrenzen mittels der programmierten Diagnostik sind die Hustenanfälle, die z. B. folgende Ursachen haben können:

Bronchitis, eine gelegentlich afebril verlaufende Pneumonie, eine Mukoviszidose, eine Fremdkörperaspiration, eine Tuberkulose oder ein Asthma.

Nicht unterschätzt werden darf der „chronische Husten" des Kindes durch „Passivrauchen".

Die **Bronchitis** mit dem Auskultationsbefund bronchitischer Rasselgeräusche ohne weitere Erscheinungen, insbesondere ohne Fieber, gibt es im Kindesalter selten. Die anatomischen Verhältnisse mit der engen nachbarschaftlichen Beziehung zu anderen Bereichen der Atemwege, führen fast immer zu einer Laryngotracheobronchitis oder Sinubronchitis, d. h. zu einem „kombinierten Luftwegskatarrh".

Als Auslöser kommen in 90% der Fälle Influenza- und Parainfluenzaviren sowie adenoide Vegetationen in Betracht. Bakterielle Superinfektionen mit Pneumokokken und Haemophilus influenzae sind häufig.

Für eine virale Genese sprechen trockener und unproduktiver Husten, für eine bakterielle Superinfektion eitriges Sputum. Beim kleinen Kind können Rasselgeräusche, wie wir sie beim Erwachsenen hören, völlig fehlen. Zeichen der Obstruktion, wie Giemen und Pfeifen, sind beim Säugling kein Zeichen einer Spastik. Vielmehr erfolgt die Einengung der zarten Bronchien durch entzündliche Schwellung der Mukosa.

Therapie: Die symptomatische Behandlung mit Sekretolytika, gelegentlich die Bronchospasmolyse, steht im Vordergrund. Ausreichende Flüssigkeitszufuhr und reichliche Frischluftanwendung sind wichtige Begleitmaßnahmen.

Die antibiotische Behandlung bakterieller Infekte erfolgt zweckmäßigerweise mit Amoxizillin 100–200 mg/kg KG/Tag, Erythromyzin 50 mg/kg KG/Tag oder Zefaclor 50–100 mg/kg KG/Tag.

1.2.5 Kombination von regionären Atemwegserkrankungen

Die **Kombination von regionären Atemwegserkrankungen** ist, wie bereits bei der Bronchitis erwähnt, für das Säuglings- und Kleinkindesalter typisch, betragen doch die Abstände zwischen Nasen-Rachen-Raum und Bifurkation der Trachea nur wenige Zentimeter.

Neben der symptomatischen Behandlung wie Sekretolyse, Flüssigkeitszufuhr und Frischluft ist die antibiotische Therapie oft unumgänglich. Bei rezidivierenden Infekten sollte man versuchen, vor der antibiotischen Therapie eine Keimbestimmung durchzuführen.

Rotlicht- und Kurzwellenanwendung unterstützen die eingeleiteten Maßnahmen.

Ein besonderes Problem ist die Feststellung eines chronischen Geschehnisses. Die Kriterien, die für den Erwachsenen gelten, reichen für das Kindesalter nicht aus. Trotz häufigen „Krankseins" in den ersten Lebensjahren muß man streng zwischen „chronisch", „häufig" und „rezidivierend" trennen. Die Besonderheit des kindlichen Immunsystems mit seinem physiologischen Mangel an spezifischen Antikörpern macht ein häufiges Erkranken möglich. Eine nicht unerhebliche Anzahl von Infekten mit Zurückbleiben spezifischer Antikörper macht erst eine spätere „stabile" Gesundheit möglich.

Immerhin sind im Kindergartenalter 10 Infekte bzw. „Erkältungen" pro Jahr biologisch normal, von denen jeder etwa 1 – 2 Wochen dauern kann. Das bedeutet aber bis zu 20 Wochen = 5 Monate Husten und/oder Schnupfen im Jahr. Daraus resultiert, daß die Beurteilung, ob es sich um ein chronisch krankes Kind handelt, wesentlich schwieriger ist als diese Beurteilung im Erwachsenenalter. Die Entscheidung darüber sollten Allgemeinarzt, Kinderarzt und evtl. Hals-Nasen-Ohren-Arzt gemeinsam treffen; schließlich ist „chronisch" eine schwerwiegende Feststellung, die die Lebensführung der gesamten Familie betrifft.

2 Myalgien, Neuralgien, Arthropathien

2.1 Myalgien [54, 189]

2.2.1 Einfache Myalgien

Einfache Myalgien kommen in der Praxis des Allgemeinarztes als uncharakteristische Symptomengruppe sehr häufig vor. Der Anteil der Kinder ist allerdings minimal. Die Beschwerden bestehen meist schon einige Tage, ohne daß sie sich gebessert haben. Vom Arztbesuch erhofft man sich rasche Besserung.

Beim diagnostischen Vorgehen hat man sich zu vergewissern, daß keine Verletzung vorliegt und die Beschwerden erst kurze Zeit bestehen. Meist werden von den Eltern Unterkühlungen oder Überlastungen als Ursache vermutet.

Die diagnostischen Programme Nr. 6–19 werden in Abhängigkeit der Hauptlokalisation der Beschwerden die Klassifizierung ermöglichen.

Die therapeutischen Möglichkeiten sind relativ begrenzt. In aller Regel bilden sich die einfachen Myalgien spontan bald wieder zurück. Von Salben- oder Gelanwendungen halte ich wenig; genauso selten bringt die lokale Wärmeanwendung die erwünschte Besserung, während Schonung und milde Kälteapplikation meist schnell Linderung verschaffen.

2.1.2 Exogen nichttraumatische Myalgien

Exogen nichttraumatische Myalgien betreffen hauptsächlich den „Muskelkater".

Der Muskelkater wird nach heutigen Erkenntnissen durch Mikrorupturen in den Muskelzellen bei entsprechender Überlastung verursacht. Diese primär schmerzlosen Ereignisse verursachen in der Heilungsphase die Beschwerden.

Die Beschwerden sind harmlos. Die **Therapie** beschränkt sich auf milde Wärmeapplikation, Schonung und langsam beginnende Wiederbelastung.

2.1.3 Fieberzustände mit auffälligen Myalgien

Uncharakteristische Fieberzustände mit auffälligen Myalgien sind seltene Ereignisse. Bei Kindern kommen je nach Lokalisation ursächlich die Myalgia epidemica (Bornholmer-Krankheit), sehr selten die Dermatomyositis und eine beginnende Poliomyelitis in Frage.

2.2 Neuralgien

Als **Neuralgien** bezeichnet man Schmerzen im Weichteilbereich, besonders am Stamm, wenn keine anderen allgemeinen (Fieber) oder örtlichen Symptome (wie Druckschmerz im Bereich der Muskeln) bestehen. Im Kindesalter sind sie sehr selten. Im wesentlichen gilt das unter 2.1 Gesagte.

2.3 Arthropathien [122]

2.3.1 Uncharakteristische Arthropathien

Uncharakteristische Arthropathien können die Folge des ungehemmten, in den ersten Lebensjahren oft noch ungeschickten, Bewegungsdranges im Kindesalter sein. Daneben kommen entzündliche Prozesse ebenfalls nicht selten vor.

Mit den Programmen *Fieber-Standard* (Nr. 1), Gelenk-Standard (Nr. 11) und *Knieverletzungs-Standard* (Nr. 22) können typische Erkrankungen erkannt und abwendbar gefährliche Verläufe (AGV) frühzeitig vermieden werden. Kinder mit anhaltenden uncharakteristischen Arthropathien sollten dem Kinderarzt zum Ausschluß einer Luxation (Hüfte, Radiusköpfchen-Luxation), entzündlicher Prozesse (Osteomyelitis, Arthritis, Subsepsis allergica Wißler, Gelenkschnupfen) oder eines aseptischen Prozesses (M. Perthes, Epiphysiolyse) vorgestellt werden.

2.3.2 Primär chronische Polyarthritis

Auch die **primär chronische Polyarthritis** ist ein Krankheitsbild, das wir schon im Kindesalter beobachten. Man unterscheidet:

- seronegative kindliche Polyarthritis,
- seropositive adulte Polyarthritis,
- systemischen Verlauf (Still-Syndrom),
- (frühkindliche) Oligoarthritis Typ I,
- Oligoarthritis Typ II.

Auf die richtige Klassifizierung lenken der *Fieber-Standard* (Nr. 1) oder der *Gelenk-Standard* (Nr. 11).

Wegen der erheblichen Konsequenzen bezüglich der weiteren Entwicklung sollten diese Kranken unter Einbeziehung des Kinderarztes evtl. in Zusammenarbeit mit einer Spezialklinik (z. B. in Garmisch-Partenkirchen) behandelt werden.

Neben der intensiven **Therapie** ist die soziale Betreuung der Familien ein wichtiges Anliegen. Hier ist die fachübergreifende Zusammenarbeit im Interesse einer möglichst unbeschadeten Entwicklung der betroffenen Kinder unerläßlich.

2.3.3 Monarthropathie mit Erguß

Die **Monarthropathie mit Erguß** ist ein selteneres Beratungsereignis. Bei Kindern handelt es sich meist um die Folgen einer sportlichen Betätigung mit Verletzung. Unter symptomatischer Behandlung, Ruhigstellung und Kälteapplikation bilden sich die Ergüsse meist rasch zurück. Rezidivierende Ergüsse können gelegentlich Vorläufer einer juvenilen chronischen Polyarthritis sein.

In die diagnostischen Erwägungen ist bei entsprechender geographischer Lage des Wohnortes und der Epidemiologie neuerdings die durch Borrelien induzierte Lyme-Arthritis einzubeziehen. Im übrigen gilt für die Monarthropathie mit Erguß, daß bis zur reizlosen Ausheilung kontrolliert werden muß. Dauerschäden durch Bandläsionen, Meniskopathien und andere Residuen sind nur auf diese Weise zu verhüten.

2.3.4 Typische Radius-(Ulna-)Frakturen [93, 174]

Typische Radius-(Ulna-)Frakturen entstehen meist durch Stürze auf die im Ellenbogen gestreckte Hand. Es handelt sich um distale Brüche, wobei die Ulna weniger häufig betroffen ist als der Radius. Häufiger als komplette Brüche resultieren Fissuren und Grünholzfrakturen, die mit einer Longette für 3–4 Wochen ruhiggestellt werden.

Üblicherweise wird die **Therapie** der Frakturen vom Unfallchirurgen durchgeführt.

3 Pyogene Infektionen der Haut und Anhangsgebilde

Es liegt auf der Hand, daß Erkrankungen der Haut insgesamt häufig sind. Die Ausdehnung des Organs und die Vielfalt der Umweltkontakte bedingen bereits ein hohes Störungsrisiko. Die Haut dürfte das derzeit am meisten strapazierte menschliche Organ sein. Hinzu kommt, daß sie auch als Spiegel des umhüllten Organismus zu sehen ist.

3.1 Abszesse

Das Bild des einfachen **Abszesses** kennt jeder Arzt. In aller Regel reichen die Eröffnung und gründliche Spülung. Eine antibiotische Therapie ist selten erforderlich. Allerdings kann es bei Säuglingen und Kleinkindern leichter zur hämatogenen Streuung kommen. Für diese Fälle ist die antibakterielle Therapie nach Keim- und Resistenzbestimmung angezeigt.

Lokal anzuwendende Antibiotika in Form von Pudern, Salben oder Sprays sind unzuverlässig, bergen die Gefahr der Sensibilisierung und sind deshalb obsolet.

Das Bild des dentogenen Abszesses gehört ebenfalls leider noch immer zu den regelmäßigen Ereignissen. Die Ursache ist seltener eine hämatogene Streuung aus einem anderen entzündlichen Ereignis, sondern meist eine Folge der bei Kindern immer noch weit verbreiteten Karies. Fistelnde kleine eitrige Einschmelzungen bis zu Abszessen, die − höchst selten − in eine Kieferosteomyelitis münden können, kommen vor.

Therapie: Die antibiotische Behandlung richtet sich nach dem Erreger, der mittels Abstrich oder Punktion immer ermittelt werden muß. Die Zusammenarbeit mit dem Zahnarzt mit dem Ziel der Sanierung sollte selbstverständlich sein.

3.2 Lymphadenitis-Bilder

Bilder von Lymphadenitiden gehören in der Praxis des Allgemeinarztes zu den selteneren Beratungsursachen. In der Kinderheilkunde spielen sie eine etwas größere Rolle, insbesondere ist immer wieder der Rat des Arztes dann gefragt, wenn die Eltern zufällig meist unspezifische Lymphknotenschwellungen im Leistenbereich oder in der Halsregion festgestellt haben.

Die intuitive Festlegung des Arztes, es handle sich um eine unspezifische „normale" Erscheinung, birgt die Gefahr in sich, daß ein abwendbarer gefährlicher Verlauf (AGV) übersehen wird. Aus diesem Grund ist die Anwendung des Programms *Lymphadenitis-Standard* (Nr. 21) dringend zu empfehlen.

Lokale Lymphknotenschwellungen haben vielfach primär eine bakterielle Entzündungsreaktion im Abflußbereich der betreffenden Lymphknoten als Ursache. Oft reichen schon kleinere Riß- oder Schürfwunden. Bedarf es keiner speziellen **Therapie**, kann zugewartet werden. Bei Fortdauer können sich jedoch Lymphknotenabszesse entwickeln. In diesen seltenen Fällen erfolgt die orale antibiotische Therapie in Abhängigkeit vom nachgewiesenen Erreger.

Generalisierte Lymphknotenschwellungen können bei verschiedenen Virusinfektionen, der Mononukleose, neuerdings der erworbenen Immunschwäche Aids oder bei der Leukämie auftreten.

Bei allen Lymphadenitiden ist auch an die seltenen spezifischen Ursachen, z. B. Tuberkulose, zu denken.

Es empfiehlt sich das diagnostische Vorgehen nach dem *Lymphknoten-Standard* (Nr. 77).

Generalisierte therapieresistente Lymphadenitiden legen es nahe, diese Kinder dem benachbarten Kinderarzt vorzustellen.

3.3 Panaritien, Paronychien, Unguis incarnatus

Das Bild des **Panaritiums** stellt man mit der *direkten Diagnostik* fest.

Die Behandlung ist die gleiche wie im Erwachsenenalter.

Die **Paronychie** ist das Symptom einer unspezifischen Entzündung, ausgehend vom Nagelbett mit verschiedenen Ursachen.

Das Bild eines **Unguis incarnatus** kommt bei Kindern selten vor. Es wird mit der *direkten Diagnostik* festgestellt. Ein konservativer Therapieversuch ist bei Kindern indiziert, da das Ereignis bei ihnen nicht so häufig zu rezidivieren scheint wie bei Erwachsenen. Bei rezidivierenden Ereignissen hilft nur die Operation.

3.4 Acne vulgaris, Follikulitis, Furunkel [180, 183]

Die **Acne vulgaris** gehört zu den häufigsten Beratungsproblemen. Die betroffenen Jugendlichen haben oft schon einen langen Leidensweg hinter sich. Ihr Aussehen bereitet ihnen erhebliche psychische Probleme in einer Entwicklungsphase, in der sie sowieso empfindlich reagieren und seelisch instabil sind. Hinzu kommen die vielen nutzlosen Behandlungsversuche, die auf die Ratschläge von Laien aus der persönlichen Umgebung hin erfolgt sind.

Therapie: Die Aknetherapie ist schwierig, langwierig und erfordert Geduld. Das Ziel ist eine Sebostase, die Entfernung von Komedonen und eine Verminderung des Aknebakteriums.

Die Auflösung der Komedonen erfolgt mit Tretioninpräparaten, bei starker Seborrhö und papulopustulösen Formen mit Benzoylperoxid.

Die knotigen pustulösen Formen müssen gelegentlich lokalantibiotisch mit Erythromycin, Clindamycin oder Tetrazyklin, bei hartnäckigen Formen auch niedrig dosiert über Monate innerlich behandelt werden.

Die **Follikulitis** ist ein seltenes Ereignis. Follikelgebundene Pyodermien werden in erster Linie durch Staphylokokken verursacht.

Therapie: Auch heute noch sind Brillantgrün oder Pyoktaninlösungen in einer Konzentration von 0,5% sehr wirksam. Der Vorteil liegt in der großen antimikrobiellen Wirkungsbreite, nachteilig ist die Verfärbung. Alternativ können tetrazyklinhaltige Externa angewendet werden.

Der **Furunkel** ist eine „Steigerungsform" der Follikulitis. Manchmal muß man nach erfolgloser konservativer Therapie doch inzidieren und entleeren.

Bilder einer **Furunkulose** gehören glücklicherweise derzeit ebenfalls zu den seltenen Ereignissen. Neben der externen **Therapie** ist oftmals wegen der Ausdehnung eine systemische Behandlung mit einem staphylokokkenwirksamen Präparat (Oxazillin, Clindamyzin) notwendig.

3.5 Impetigo contagiosa, Angulus infectiosus

Das Bild einer **Impetigo contagiosa** gehört zu den regelmäßig wiederkehrenden Ereignissen. Sie ist die häufigste pyogene Hauterkrankung, die Diagnostik erfolgt direkt durch *„Kennerschaft"*.

Therapie: Zunächst ist eine Ablösung der Krusten notwendig, damit die externe Behandlung möglichst wirksam wird. Das geschieht am besten mit feucht-warmen Kompressen. Ich benutze einen Zusatz von Jod-Polyvidon-Waschlösung. Anschließend wende ich tetrazyklinhaltige Salben bis zur Abheilung an.

Der **Angulus infectiosus** kommt bei Kindern selten − aber immerhin regelmäßig − vor. Da es sich im Regelfall um eine Candidabesiedelung handelt, ist die Pinselung mit Pyoktanin-Lösung in 0,5%iger Konzentration wirksam. Alternativ kann man farblose Cotrimoxazol-Lösungen anwenden.

4 Verletzungen

Verletzungen betreffen ungefähr 7% aller Beratungsergebnisse. Die meisten Verletzungen sind als Bilder von Krankheiten klassifizierbar, in vielen Fällen läßt sich aufgrund der Vorgeschichte und der Befunde eine exakte Diagnose stellen. Eine programmierte Untersuchung wird bei Verletzungen selten durchgeführt, meist wird direkt untersucht.

4.1 Kontusionen, Hämatome, Exkoriationen [22, 83, 93, 174]

Kontusionen nehmen unter den Verletzungen eine führende Stellung ein. Weichteilprellungen sind bei der Vielzahl von sportlichen Betätigungen eine fast zwangsläufige Begleiterscheinung des täglichen Lebens. Bei Kindern bedingen der Entdeckerdrang und die ungehemmte Bewegung eine zusätzliche Möglichkeit der Verletzung.

Die Beratung erfolgt in der Regel aus der Sorge heraus, es könne sich um eine schwerere Verletzungsfolge handeln. Dieser Verdacht ist schnell zerstreut. Allerdings müssen die Kinder bei anhaltenden Beschwerden oder Verschlimmerung zur Kontrolle vorgestellt werden. Immerhin besteht die Möglichkeit, knöcherne Fissuren oder Frakturen anfangs durchaus zu übersehen.

Hämatome sind oberflächliche und fast regelmäßig harmlose Blutergüsse ohne bedeutende andere Verletzungen. Meist besteht der Wunsch, etwas zum Einreiben zu erhalten. Ich halte das in vielen Fällen nicht nur für überflüssig, sondern in den ersten Tagen sogar für ungünstig. Die heparinhaltigen „Sportsalben" bewirken u.U. ein zusätzliches Einbluten in das Hämatom. Vielmehr erscheint mir anfangs neben der Ruhigstellung die Anwendung kühlender Umschläge sinnvoll. Erst nach 3−4 Tagen sind dann Einreibungen mit Heparinpräparaten indiziert, um die Resorption zu beschleunigen.

Exkoriationen werden leider von Laien noch immer mit diversen Salben, Sprays oder Pudern behandelt.

Neben dem Tetanusschutz und gründlicher Reinigung ist die trockene Behandlung anzustreben. Allenfalls sind lockere sterile Abdeckungen sinnvoll, die eine weitere Verschmutzung oder das lästige und schmerzhafte Reiben an Kleidungsstücken vermeiden helfen.

4.2 Einfache Weichteilwunden, kombinierte leichte Verletzungen, Stich- und Bißverletzungen [93, 174]

Einfache Weichteilwunden gehören zu den regelmäßig häufigen Beratungs-ergebnissen. Neben sportlicher Betätigung sind Werkzeuge in Haus und Garten oft die auslösenden Ursachen. Kinder werden überwiegend mit Platzwunden im Bereich des Kopfes vorgestellt.

Üblicherweise handelt es sich um Bagatellverletzungen, trotzdem muß die Diagnostik exakt durchgeführt werden, um mögliche andere Schädigungen auszuschließen.

Die Wundreinigung und Überprüfung des Tetanusschutzes gehören zu den Routinen. Ob kleine klaffende Wunden genäht oder geklebt werden, ist für den Behandelnden eine Frage der Gewohnheit. Die ausgezeichneten Ergebnisse mit den heute zur Verfügung stehenden Gewebeklebern legen deren Einsatz bei Kindern nahe. Sie verbieten sich nur in der Umgebung des Auges. Versehentlicher Kontakt mit der Bindehaut kann zu schwerer Schädigung führen.

Für die **kombinierten leichten Verletzungen** ergeben sich hinsichtlich der Diagnostik und der Therapie keine neuen Gesichtspunkte. Diese Klassifizierung ist sinnvoll, wenn Hämatome, Hautabschürfungen und andere kleine Verletzungen nebeneinander vorkommen.

Stichverletzungen betreffen vorwiegend die Fußsohlen als Folge eingetretener Nägel, Holzsplitter oder Gerätezinken (Abb. 21). Bei Kindern sind daneben Stichwunden durch Bleistifte, Stricknadeln und andere Geräte keine große Seltenheit.

Mittels der direkten Diagnostik müssen die Verletzungsausdehnung festgestellt und zurückgebliebene Fremdkörper ausgeschlossen werden. Wegen der üblichen Verunreinigung wird nur in Ausnahmefällen ein primärer Wundver-

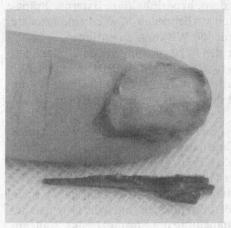 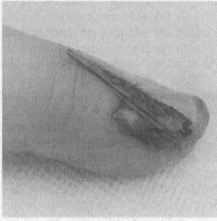

a   b

Abb. 21. Holzsplitterverletzung eines 13jährigen Jungen (a) mit „externer" Lagerekonstruktion des Splitters (b)

schluß vorgenommen. Verband und Ruhigstellung sind im Regelfall ausreichend. Bei tieferreichenden Verletzungen mit Holzsplittern ist die Gefahr einer Infektion größer als bei rostigen Nägeln. Deshalb sollte bei diesen Ereignissen die Abschirmung mit einem Breitbandantibiotikum erfolgen.

Bißverletzungen sind in Lippen- und Zungenbisse sowie „externe" Ereignisse durch Haus- und Wildtiere zu unterteilen:

- *Lippen- und Zungenbisse* müssen wegen ihrer guten Heilungstendenz nicht behandelt werden. Ausnahme sind ausgedehntere oder funktionsbeeinträchtigende Verletzungen.
- *Bißverletzungen durch Tiere* werden wegen der Infektionsgefahr primär offen behandelt. Neben der Wundreinigung ist der Tetanusschutz selbstverständlich. Gelegentlich steht die Frage einer Tollwutexposition zur Debatte. In entsprechend ausgewiesenen Tollwutgebieten sollte bei ungeklärter Situation die Indikation zur Impfung großzügig gestellt werden, zumal der heute verfügbare Impfstoff sehr gut verträglich ist. Das Impfschema richtet sich nach den Herstellerangaben.

4.3 Gelenkdistorsionen, Muskelzerrungen [22, 83, 93]

Das Bild der **Distorsio pedis** begegnet uns im Zeitalter des Freizeitsports regelmäßig häufig. Ein Drittel aller Sportverletzungen sind Prellungen und Distorsionen; mit über der Hälfte sind die unteren Extremitäten betroffen.

In leichten Fällen besteht nur eine Überdehnung des Kapselbandapparates, geringe Schwellung, manchmal ein Gelenkerguß und Belastungsschmerzen.

In schweren Fällen kann eine Bandzerreißung oder eine Kapselverletzung entstanden sein. Diese werden heute in der Regel operativ versorgt. Die Behandlung der anderen Fälle erfolgt mit lokaler Kälteanwendung, Ruhigstellung und gelegentlich anschließender Anwendung heparinhaltiger Externa. Präparate, die DMSO enthalten, scheinen nach vorliegenden Studien eine raschere schmerzstillende und entzündungshemmende Wirkung zu entfalten.

Sonstige Distorsionen nehmen unter den Verstauchungen den 2. Platz ein. Sie betreffen vorwiegend die Fingergelenke, das Hand- oder Schultergelenk.

Wenn Frakturen ausgeschlossen sind, reicht die übliche Lokalbehandlung aus, um die normale Funktionsfähigkeit des Gelenks in wenigen Tagen wiederherzustellen.

Die **Distorsio genus** ist relativ selten. Es besteht eine gewisse Wahrscheinlichkeit, daß sich ein Erguß erst nach Tagen ausbildet. Die Diagnostik erfolgt mit dem *Knieverletzungs-Standard* (Nr. 22). Beim geringsten Verdacht und insbesondere im Wiederholungsfall dieser Verletzung, sind Schädigungen des Band- und Kapselapparates sowie der inneren Gelenkstrukturen durch einen Sportarzt oder Orthopäden auszuschließen. Im übrigen gelten die gleichen therapeutischen Prinzipien wie bei der Verstauchung des Sprunggelenks: Kälteanwendung, Ruhigstellung und Salbenanwendung mit nachfolgender schrittweiser Belastungssteigerung.

Die Klassifizierung **Muskelzerrung** wird anhand der typischen Vorgeschichte vorgenommen. Die klinischen Befunde sind meist nicht sehr eindrucksvoll, Schwellungen oder Hämatome nur gering ausgeprägt.

Die Muskelzerrung ist üblicherweise Folge einer ungenügenden Vorbereitung bei sportlicher Betätigung oder einer inadäquaten Bewegung mit Überdehnung des betroffenen Muskels. Charakteristisch ist der urplötzliche Beginn mit „stechenden" Schmerzen und sofortiger eingeschränkter Belastbarkeit.

Die **Therapie** besteht in lokaler Kälteapplikation, Ruhigstellung und anschließenden Salbenverbänden. Wärmeanwendung und Massagen sind kontraindiziert!

4.4 Frakturen, Luxationen [83, 93, 174]

Isolierte und multiple **Frakturen** sind fast immer Unfallfolgen, die primär nicht in der Praxis vorgestellt und versorgt werden.

Bei kleineren Kindern kann es als Folge einer Abstützreaktion bei Stürzen zur **Klavikularfraktur** kommen.

Meist halten die Kinder den betreffenden Arm ruhig, jede Bewegung, insbesondere das Heben des Armes, verursacht Schmerzen. Gelegentlich ist die Fraktur tastbar, beweisend ist die Röntgenaufnahme.

Die üblicherweise ausreichende Behandlung ist der Rucksackverband, den es für Kinder in 3 verschiedenen Größen fertig konfektioniert gibt.

Der Verband darf nicht die Achselgefäße komprimieren und muß täglich auf seinen Sitz überprüft, ggf. nachgezogen werden.

Ebenfalls eine Sturzfolge sind die typischen Radiusfrakturen. Das Vorgehen wurde bereits in B 2.3.4 dargestellt.

4.5 Commotio cerebri

Bilder einer **Commotio cerebri** sind bei Kindern relativ selten, obwohl kleinere Kinder häufig mit dem Kopf beim Hinfallen aufschlagen.

Beim Säugling muß eine Commotio schon dann angenommen werden, wenn in der Folgezeit eine erhöhte Schläfrigkeit besteht.

Kopfschmerzen, Schwindel, Erbrechen, Blässe und Schweißausbrüche beobachtet man nur bei einem kleinen Teil der Kinder, die ein leichteres Schädel-Hirn-Trauma erlitten haben. Die Grenzziehung ist außerordentlich schwer. Die bei Erwachsenen vorkommenden postkommotionellen Erscheinungen scheinen bei Kindern weniger oft aufzutreten und auch schneller zu verschwinden.

Bettruhe kann nur so lange empfohlen werden, wie sie das Kind von sich aus einhält. Bei erheblichen Kopfschmerzen ist manchmal die zusätzliche Gabe von Parazetamol oder Azetylsalizylsäure erforderlich. Erbrechen tritt selten mehrfach auf, in diesen Fällen ist Meclozin sinnvoll.

Für den weiteren Verlauf ist wichtig, daß die Eltern das Kind beobachten und bei Auffälligkeiten zur erneuten Kontrolle vorstellen.

Für Säuglinge mit Schädelfrakturen gilt, daß diese für 24 h in einer Kinderklinik stationär beobachtet werden sollten, da sich zweizeitig ein Epiduralhämatom mit dramatischer Verschlechterung des Bewußtseins und der Kreislaufsituation entwickeln kann.

4.6 Verbrennungen, Verbrühungen [31, 191, 195]

Verbrennungen und Verbrühungen sind regelmäßig häufige Vorkommnisse. Im unausgelesenen Krankengut von Braun betraf ein Viertel der Fälle Kinder. Glücklicherweise sind die schweren Verbrennungen und Verbrühungen in der Praxis selten. Trotzdem ist die Kenntnis der Vorgehensweise wichtig, entschei-

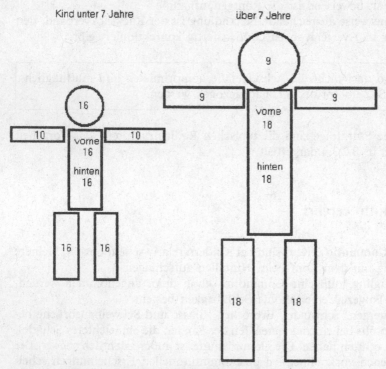

Abb. 22. Abschätzung der Verbrennungsausdehnung bei Kindern unter und über 7 Jahren

det sich doch gerade zu Beginn der Beratung die Verhütung eines abwendbaren gefährlichen Verlaufs (AGV).

Es ist bekannt, daß trockene Wärme bei höheren Temperaturen längere Zeit ertragen werden kann als feuchte Wärme. Junge Säuglinge können schon nach 3 min Einwirkzeit einer Wärmequelle Verbrennungen erleiden. Als Ursache kann ein versehentlich zu heißes Bad genauso in Frage kommen wie eine zu heiße Wärmflasche, auf der der Säugling mit nassen Windeln liegt.

Die Behandlung der Verbrühung oder Verbrennung richtet sich nach Grad und Ausdehnung der thermischen Schädigung.

Die Abschätzung der verbrannten Körperoberfläche kann bei Kindern über 7 Jahren nach der Neuner-Regel erfolgen (Abb. 22). Bei kleineren Kindern gelten folgende Annäherungswerte:

Kopf und Hals: 16%,
je Arm: 10%,
Rumpf
vorne und hinten: 32%,
beide Beine: 32%.

Die Beurteilung des Verbrennungsgrades (Tabelle 6) ist in den ersten Stunden oftmals noch nicht exakt möglich, sie hängt in erster Linie von der Temperatur und der Einwirkdauer ab.

Tabelle 7 gibt die Merkmale für ambulante oder stationäre Behandlung von Verbrennungen an.

In den Fällen, in denen eine stationäre Behandlung notwendig ist, wird nur dann eine Infusionsbehandlung begonnen, wenn der Transport länger dauert. Auf keinen Fall darf eine Lokalbehandlung vorgenommen werden! Die Wunden werden lediglich steril abgedeckt.

Für den Fall der ambulanten Behandlung wird eine Wundreinigung mit Abtragung bereits eröffneter Blasen vorgenommen. Die lokale Wundreinigung erfolgt am günstigsten mit Polyvinylpyrrolidan-Iod-Lösung (Betaisidona).

Anschließende Abdeckung mit Betaisodona-Salbe, Flammazine. Fucidine-Gaze, Sofratüll oder Metalline-Folien verhindert ein Verkleben des abdeckenden Verbandes. Extremitäten sind auf einer Schiene ruhigzustellen. Der Tetanusschutz ist zu überprüfen.

Tabelle 6. Beurteilung des Schweregrades von Hitzeschäden der Haut

Schweregrad	Merkmale
Grad I	Rötung
Grad II oberflächlich	Blasenbildung, verstärkte Sekretion, feuchte glänzende und glatte Wundflächen, Rötung wegdrückbar
Grad II tief	offene Blasen, Korium weißlich, Wundgrund rauh, Rötung gerade noch wegdrückbar
Grad IV	trockene Hautfetzen, keine Sekretion, keine Schmerzen, Gefäße koaguliert, Rötung nicht wegdrückbar

Tabelle 7. Feststellung, ob das Kind ambulant behandelt werden kann oder stationär eingewiesen werden muß

	Ambulant	Stationär
Alter		Säuglinge (hohe Schockgefahr)
Verbrannte Oberfläche	5 – 8%	mehr als 8%
Verbrennungsgrad	I und II oberflächlich (Selbst-	Grad II tief,
	epithelisierung noch möglich)	Grad III und IV
Lokalisation		Gesicht, Atemwege, Hände, Füße,
		Genitale, zirkuläre Verbrennungen
Ursachenart		Elektroverbrennungen, Rauchvergif-
		tungen, Gasexplosionen mit Inhala-
		tion heißer Luft, Verätzungen

Antibiotika sind nur bei Anzeichen einer Wundinfektion in den folgenden Tagen indiziert. Die Epithelisierung muß spätestens nach 10 Tagen abgeschlossen sein, andernfalls sind die Kinder einem Spezialisten vorzustellen.

Üblicherweise wird empfohlen, den ersten Verband etwa 5 Tage zu belassen, ihn nur zu wechseln, wenn er durchnäßt oder wenn sich Infektionshinweise ergeben.

Mit einer *offenen Behandlung* habe ich sehr gute Erfahrungen gemacht. Sie erfordert allerdings einen höheren persönlichen Zeitaufwand: Am Folgetag nehme ich in der Wohnung den Verband ab. Gemeinsam mit der Mutter wird die Wunde gebadet. Dem Wasser ist Betaisodona-Lösung oder Kamille zugesetzt. Den Tag über bleibt die Wunde unbedeckt, die Wohnung muß entsprechend beheizt sein. Das Kind ist allenfalls mit einem kochbaren lockeren T-Shirt zu bekleiden. Am Abend wird für die Nacht ein Verband mit Fucidine-Gaze, Sofratüll, Metalline oder Betaisodona-Salbe angelegt. Von nun an nimmt die Mutter den Verband früh ab, badet die Wunde, am Abend wird von mir bei einem Hausbesuch der Verband erneut angelegt. Ich habe den Eindruck, daß bei diesem Vorgehen der Heilungsprozeß beschleunigt abläuft. Superinfektionen habe ich in 12 Jahren nicht beobachtet.

Im Anschluß an die akute Behandlung ist auf Narbenbildung und eventuelle Schonhaltungen besonders zu achten. Man muß frühzeitig mit aktiven Bewegungsübungen beginnen, um Kontrakturen zur verhindern. Die Narbenbehandlung erfolgt durch Einmassieren fettender Salben. Sonnenbestrahlung ist zu vermeiden. Steroidhaltige Salben werden nur in wenigen Fällen nötig.

Bei ausgeprägter Keloidbildung ist die Vorstellung beim Spezialisten unumgänglich.

In den Fällen, in denen Kinder nach ausgedehnten Verbrennungsschäden aus der Klinik mit Kompressionsanzügen entlassen worden sind, sind diese wegen des Wachstums der Kinder regelmäßig auf ihren Sitz zu überprüfen; sie müssen Tag und Nacht getragen werden.

Um diese Erkrankungsfälle und ihre Folgen zu verhüten, ist eine vorbeugende Aufklärungsarbeit notwendig. Entsprechende Unfallverhütungstips können im Wartezimmer ausgelegt oder ausgehängt werden. Vorträge in Kindergärten lassen sich leicht organisieren. Der Kinderarzt in ihrer Nähe arbeitet hier sicher gerne mit Ihnen zusammen.

5 Beschwerden und Erkrankungen in der Thoraxregion, periphere Kreislaufinsuffizienz

5.1 Asthma bronchiale, obstruktive Bronchitis
[45, 57, 119, 133, 166]

Bilder von **Asthma bronchiale** gehören zu den regelmäßig häufigen Beratungsergebnissen. Das Asthma bronchiale stellt die häufigste chronische Erkrankung im Kindesalter dar. Leider ist es in vielen Fällen so, daß die betroffenen Kinder gar nicht oder nur sehr spät als Asthmatiker erkannt werden. Die Folge ist eine unzureichende und falsche Therapie. Dieser abwendbar gefährliche Verlauf wird durch die Anwendung der programmierten Diagnostik mit dem *Husten-Standard* (Nr. 2) oder dem *Dyspnoe-Standard* (Nr. 30) leichter vermieden. Die Behandlung dieser Kinder erfordert eine enge Kooperation zwischen Allgemeinarzt und Kinderarzt.

Asthma bronchiale läßt sich leicht klassifizieren, wenn das Kind mit einem klassischen Asthmaanfall vorgestellt wird. Ungleich schwieriger sind die schleichend beginnenden Formen einzuordnen, bei denen keine typischen Erscheinungen wahrzunehmen sind.

Asthma bronchiale wird heute definiert als episodisches Giemen und/oder Husten unter klinischen Bedingungen, bei denen Asthma wahrscheinlich ist und andere seltene Erkrankungen ausgeschlossen sind.

Das Asthma tritt in den jeweiligen Altersstufen mit unterschiedlichen Erscheinungsbildern auf.

Für das Säuglingsalter sind 2 Formen typisch:

- Bei akuten Virusinfektionen registriert man episodisches Giemen, ohne daß eine „allergische Diathese" besteht. Diese Erscheinungen verlieren sich in der Regel bis zum Schuleintritt.
- Bei der zweiten Gruppe beobachtet man Allergien. In der Familienanamnese lassen sich allergische Erkrankungen erheben. Diese Kinder leiden oft an Ekzemen. Das Asthma entwickelt sich meist später, bleibt aber wesentlich länger bestehen.

Diese Asthmaformen werden aus den klinischen Befunden und dem Ansprechen auf einen adäquaten Therapieversuch klassifiziert, wenn Fehlbildungen der Lunge, Fremdkörper und eine Mukoviszidose ausgeschlossen sind.

Bei Kindern ab dem 4. oder 5. Lebensjahr können einfache Lungenfunktionsprüfungen die Klassifizierung erhärten. Ein Asthma ist wahrscheinlich,

- wenn die Peak-flow-Raten oder der 1-s-Wert innerhalb kurzer Zeit um mehr als 20% variieren;

- wenn sich die Peak-flow-Raten oder 1-s-Werte nach Inhalation eines β_2-Mimetikums um mindestens 20% verbessern;
- wenn sich die Peak-flow-Raten oder 1-s-Werte nach Provokation um mindestens 20% verschlechtern.

Die einfachste Provokation ist die körperliche Belastung. Über den Wert von Allergietests und die Bestimmung des IgE oder des spezifischen IgE (RAST) wird kontrovers diskutiert. Ohne Zweifel stellen sie jedoch hilfreiche Parameter dar.

Entscheidend für die Prognose ist das „Asthmamanagement"! Angestrebt wird, daß sich die Kinder möglichst ungestört physisch und psychisch entwickeln.

Therapie: An erster Stelle stehen, da es sich bei Kindern in aller Regel um ein allergisches Asthma handelt, Maßnahmen der Allergenidentifizierung und der Allergenkarenz.

Die medikamentöse Behandlung erfolgt mit β_2-Mimetika, zusätzlich DNCG, ggf. mit inhalativen (!) Kortikosteroiden in Kombination mit β_2-Mimetika (Abb. 23).

In den ersten Lebensjahren ist bei leichten Formen meist keine Behandlung notwendig. Stärkere Symptome können mit oralen β_2-Mimetika und evtl. oralen Xanthinderivaten behandelt werden. Kinder im 2. Lebensjahr können bereits gut mit den sog. „Spacern" inhalativ behandelt werden, alternativ kommen Vernebler mit Gesichtsmaske in Frage.

Die Indikation zur Hyposensibilisierung ist streng zu stellen. Sinnvoll erscheint allein die Behandlung mit den Allergenen, die nicht völlig aus der Umwelt des Kindes entfernt werden können, d. h. Hausstaubmilben, Blütenstäube und Gräserpollen. Entscheidend ist die Allergenkarenz. Das bedeutet für die betroffenen Familien oft ganz erhebliche Belastungen: bestimmte Wohnberei-

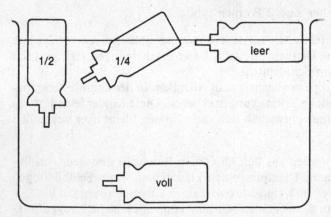

Abb. 23. Tip zur Abschätzung des Medikamentenverbrauchs inhalativer Asthmamittel. Dazu wird der Medikamentenbehälter aus der Dosierhilfe genommen und in ein Gefäß mit Wasser gelegt. Je nach Füllungszustand zeigt sich ein unterschiedliches Schwimmverhalten

che müssen saniert werden, Federbetten gegen synthetische Betten, Sprungfedermatratzen gegen Schaumstoffmatratzen ausgetauscht werden u. a.

Am schwierigsten gestaltet sich die Abschaffung eines geliebten Haustieres, wenn dessen Haare, Federn oder Schuppen die verantwortlichen Auslöser des allergischen Asthmas sind.

Wird eine Hyposensibilisierung für sinnvoll gehalten, so sollte sie bei Kindern m. E. nur von einem allergologisch versierten Kinderarzt durchgeführt werden. Die Therapiesicherheit der modernen Hyposensibilisierungslösungen darf nicht darüber hinwegtäuschen, daß es sich um eine potentiell risikoreiche Behandlung handelt, die im Kindesalter besondere Kenntnisse erfordert.

Bilder der **obstruktiven Bronchitis** sind von denen eines Asthmas streng zu trennen. Begriffe wie „spastische" oder „asthmoide" Bronchitis sollten aus Gründen der sauberen Trennung nicht mehr verwendet werden.

Obstruktive Bronchitiden finden wir häufig im Säuglings- und Kleinkindesalter. Eine ödematöse Schleimhautschwellung und vermehrt hochvisköser Schleim verursachen ein erschwertes und verlängertes Exspirium, Giemen und Husten. Selten besteht ein Bronchospasmus. Die Erkrankung verläuft mit mäßig erhöhter Körpertemperatur, seltener mit hohem Fieber.

Therapie: Die Mukolyse durch ausreichende Flüssigkeitszufuhr und Ambroxol oder Acetylcystein steht im Vordergrund. Gelegentlich ist für die ersten Tage eine Bronchospasmolyse mit Brelomax-Saft sinnvoll. Für ausreichende Frischluft ist zu sorgen. Die Kinder sollten kleinere, häufige Mahlzeiten erhalten.

5.2 Dyspnoe, Fremdkörperaspiration

Dyspnoe ist ein regelmäßig häufiges uncharakteristisches Symptom einer „gestörten Atmung". Neben den subjektiven Empfindungen können sich objektive Zeichen, die die Veränderung der Atemfrequenz, Atemtiefe und des Atemrhythmus betreffen, finden.

Es empfiehlt sich das Vorgehen nach dem *Dyspnoe-Standard* (Nr. 30). Das Beratungsergebnis muß offengehalten werden, außer wenn eine eindeutige Klärung der auslösenden Ursache erfolgen konnte. Fast immer bleiben diese Fälle unaufgeklärt.

Mögliche Ursachen der Dyspnoe bei Kindern sind Verengungen der Atemwege, Verminderungen der atmenden Lungenfläche, Störungen der Atemmotorik, zentral ausgelöste Atemstörungen, Einflüsse auf die Psyche, Stoffwechsel störungen, Herzfehler und abdominelle Tumoren.

Die **Fremdkörperaspiration** wurde bereits in B 1.1.4 (Krupp-Syndrom) angesprochen [28, 191, 195].

Das typische Bild einer Fremdkörperaspiration ergibt sich aus der gezielten Anamnese und dem Leitsymptom des plötzlichen Hustenanfalls beim Spielen oder Essen.

In Abhängigkeit von der Größe des Fremdkörpers und seiner Lage in den Atemwegen entwickelt sich ein mehr oder weniger stürmischer weiterer Verlauf. Die Atmung kann keuchend sein, ein Stridor bestehen, es entwickeln sich Dyspnoe und Zyanose.

Die *objektiven Zeichen* sind oft sehr diskret, bei entsprechendem Verdacht jedoch kaum zu übersehen:

- Bei unvollständigem Bronchialverschluß entsteht ein Ventilmechanismus. Das „air trapping" bewirkt eine Überblähung der betreffenden Lungenabschnitte. Dies kann man bereits klinisch an einer dezenten Asymmetrie des Thorax mit verstrichenen Zwischenrippenräumen feststellen.
- Perkutorisch und auskultatorisch zeichnet sich die befallene Seite durch hypersonoren Klopfschall und ein abgeschwächtes Atemgeräusch aus.
- Bei vollständigem Bronchialverschluß kommt es auf der betroffenen Seite schnell zur Atelektase, überbläht wird jetzt die gesunde Seite.

5.3 Hypotonie [55, 112, 113, 114, 126]

Unter **Hypotonie** werden Fälle klassifiziert, in denen über Schwäche, Schwindel etc. geklagt wird, wobei nur ein niedriger Blutdruckwert gemessen wurde. Bilder einer orthostatischen Dysregulation sind hierunter nicht klassifiziert. Die uncharakteristischen Hypotonien kommen bei Kindern nur sehr selten vor.

Die **orthostatische Dysregulation** kommt nach eigenen Erfahrungen und Literaturangaben zunehmend häufiger vor. Dies erklärt sich wohl daraus, daß wir in den letzten Jahren bei Kindern fast aller Altersgruppen eine zunehmende Bewegungsarmut registrieren. Dies führt zwangsläufig dazu, daß dysregulative Reaktionen des Organismus vermehrt auftreten, die auch die entsprechenden Beschwerden verursachen.

Die häufigsten Symptome, die bei Kindern als Beratungsursache in Frage kommen, sind: Herzklopfen, Schwindelgefühl, Blässe, morgendliche Appetitlosigkeit, „Morgenmuffel", mangelnde Mitarbeit in der Schule, Leistungsabfall, Kopfschmerzen und evtl. rezidivierende Bauchschmerzen.

Die Vielfalt der uncharakteristischen Beschwerden erfordert eine programmierte Vorgehensweise, entweder mit dem Programm *Tabula diagnostica* (Nr. 67) oder – wenn sich der Verdacht aus der Vorgeschichte ergibt – mit dem *Hypotonie-Standard* (Nr. 33).

Eine orthostatische Dysregulation wird durch den Schellong-Test bestätigt. Die Kenntnis der physiologischen Blutdruckwerte im Kindesalter ist dazu unerläßlich (Tabelle 8). Die Messung des Blutdrucks muß mit standardisierten Manschetten erfolgen.

Gemessen wird bei einem Armumfang von

- 7,5 – 12,5 cm (Kleinkinder)   mit   4,0 cm Manschettenbreite,
- 12,5 – 18,0 cm (Schulkinder)   mit   8,0 cm Manschettenbreite,
- > 18,0 cm (Kinder ab 10 Jahre) mit 12,0 cm Manschettenbreite.

Tabelle 8. Normalwerte des Blutdrucks für Kinder ($\bar{x} \pm SD$)

4. – 6. Lebensjahr	100/65 ± 15 mmHg
7. – 9. Lebensjahr	105/60 ± 15 mmHg
10. – 12. Lebensjahr	110/60 ± 15 mmHg
13. – 15. Lebensjahr	120/80 ± 20 mmHg

Therapeutisch stehen an erster Stelle allgemein roborierende physiotherapeutische Maßnahmen wie Sport, Gymnastik, Kneipp-Anwendungen. In schweren Fällen erfolgt die medikamentöse Behandlung mit Dihydroergotamin 10 – 20 Tr. bis zu 3mal täglich. Dabei ist darauf zu achten, daß die erste morgendliche Dosis noch im Bett genommen wird. Erst nach 5 min sollten die Kinder dann aufstehen. Man vermeidet auf diese Weise das „Versacken" des Blutes im noch ungenügend tonisierten Kapillargebiet.

Die dritte Dosis ist ein „Kann". In der Regel wird sie deshalb selten notwendig, weil sich die Symptome gegen Abend fast immer spontan bessern.

5.4 Vitien [71, 112]

Vitien (Herzfehler) sind seltene Beratungsergebnisse in der Allgemeinpraxis. Im Kindesalter überwiegen bei weitem die angeborenen Herzfehler, die meist mit Hilfe der spezialisierten Diagnostik klassifiziert werden, nachdem sich bei den Früherkennungsuntersuchungen ein entsprechender Verdacht ergeben hat.

Es gilt der Merksatz von Ulmer ([164], S. 14):

Kein Kind mit Verdacht auf einen Herzfehler ist zu jung, zu klein oder zu krank für eine seinem Zustand angemessene Herzdiagnostik.

Die Betreuung dieser Patientengruppe erfolgt federführend durch das nächstgelegene kinderkardiologische Zentrum. Die hausärztliche Begleitung muß v. a. auf die Endokarditisprophylaxe ausgerichtet sein. Das bedeutet, daß bei allen hochfieberhaften Erkrankungen, die mit einer Bakteriämie einhergehen können, auch wenn zwischen viralen und bakteriellen Infekten primär nicht sicher unterschieden werden kann, eine antibiotische Therapie für 10 – 12 Tage erfolgen muß!

Bei diagnostischen und therapeutischen Eingriffen, die eine transitorische Bakteriämie hervorrufen können (Zahnextraktion, Adenotomie, Tonsillektomie u. a.), ist ebenfalls eine antibiotische Prophylaxe angebracht.

6 Beschwerden und Erkrankungen in der Abdominalregion

6.1 Obstipation, uncharakteristische abdominelle Krämpfe
[137, 175]

Unter **Obstipationen** werden Symptome klassifiziert, bei denen kein Hinweis auf eine organische Erkrankung gegeben ist. Meist besteht die Obstipation bereits längere Zeit, ehe der Arzt aufgesucht wird. Man untersucht zweckmäßigerweise mit dem *Stuhlverstopfungs-Standard* (Nr. 41).

Akute symptomatische Obstipationen werden nicht gesondert klassifiziert. Sie sind bei Kindern im Verlauf fieberhafter Infekte nicht selten oder werden bei Analentzündungen und Analfissuren beobachtet.

Bei chronischen Obstipationen müssen organische Ursachen durch die programmierte Diagnostik ausgeschlossen sein (Sigma elongatum, Megakolon, Hypothyreose). Viel häufiger sind sie Ausdruck einer Fehlernährung und Bewegungsarmut. Sie können aber auch durch den Spieltrieb der Kinder entstehen, die nur ungern das Spiel unterbrechen und den Stuhldrang unterdrücken.

Bei jungen Säuglingen kann eine chronische Obstipation durch eine Aerophagie mit der Folge eines ausgeprägten Meteorismus entstehen.

Bei akuten Obstipationen sollte nicht unbedingt bis zum spontanen Verschwinden gewartet werden, hier ist der Einsatz eines Mikroklistiers zu erwägen.

Die Behandlung der chronischen Obstipation muß die Ernährungs- und Verhaltensursachen beseitigen (s. auch B 6.1.1 Meteorismus). Gleichzeitig kann zu Beginn der Behandlung eine Entfernung der angestauten Kotmassen notwendig sein. Diese erfolgt entweder rektal mit Mikroklistieren oder oral mit Liquidepur, manchmal auch durch digitale Ausräumung.

Zur Weiterbehandlung können bis zum Erreichen der normalen Stuhlfunktion Gleitmittel (Paraffin, Obstinol) oder Regulanzien wie Lävulose verabreicht werden.

Uncharakteristische abdominelle Krämpfe ist eine Klassifizierung derjenigen Symptome, die sich keinem charakteristischen Krankheitsbild zuordnen lassen. Derartigen Beschwerdebildern liegen bei Kindern gelegentlich eine „chronische Appendizitis" (Lymphadenitis mesenterialis), aber auch andere Lymphadeniditen im Halsbereich oder Anginen zugrunde. Das Programm *Bauchkrämpfe* (Nr. 37) erlaubt die abwartend offenlassende Führung, mit der abwendbar gefährliche Verläufe (AGV) nicht übersehen werden.

6.1.1 Meteorismus [137]

Meteorismus als alleiniges Symptom findet sich häufig bei Klein- und Schulkindern als Folge einer übermäßigen Aufnahme kohlensäurehaltiger Getränke, einer zunehmend um sich greifenden Unsitte. Außer der entsprechenden Ernährungsberatung sind andere Maßnahmen in der Regel unnötig.

Die überwiegende Anzahl von Kindern mit Meteorismus sind Säuglinge. Als auslösende Mechanismen werden verschiedene Ursachen diskutiert. Am einleuchtendsten scheint mit die Aerophagie zu sein. Diese kommt beim gestillten Kind v. a. in der Anfangsphase des Trinkens zustande. Die Mütter berichten, daß die Kinder anfangs sehr hastig saugen, dann jedoch rasch ermüden und schlecht weitertrinken. Diese Kinder melden sich schon nach kurzer Zeit wieder mit ihrem „Hungerschrei".

Andere Ursachen hat die Aerophagie beim Flaschenkind:

- Zum einen schäumen die meist perlierten Milchpulver beim Herstellen der Flasche ganz erheblich. Läßt man die Flasche etwa 20 min stehen und „abschäumen", bessert sich die Situation fast schlagartig (Abb. 24).
- Ein zweiter begünstigender Faktor sind die heute gebräuchlichen Sauger: Die Kirschen sind zwar „gaumengerecht" geformt, die Sauger aber so schmal, daß der Säugling häufig an den Mundwinkeln Luft mitzieht. Abhilfe schaffen die NUK-Weithalssauger, die den Mund vollständig abdecken (Abb. 25).

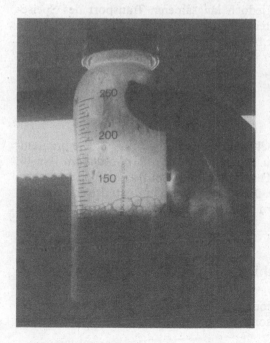

Abb. 24. Frisch aufgelöstes Milchpulver für Säuglingsnahrung. Man beachte die beträchtliche Schaumbildung

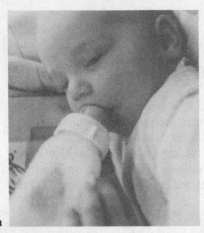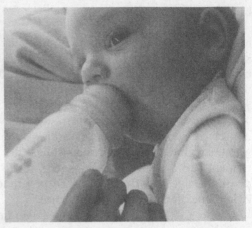

a   b

Abb. 25. Fütterung mit üblicherweise weit verbreiteten Saugern (a) und zum Vergleich mit einem „Weithalssauger" (b)

Wenn die Mutter dann noch die Fütterung nach jeweils etwa 30 g Trinkmenge zum Aufstoßen unterbricht, verschwinden die Symptome des Meteorismus praktisch von allein, ohne daß medikamentöse Hilfen eingesetzt werden müssen.

Häufig leiden diese ohnehin geplagten Kinder außerdem unter einer Obstipation. Der Mechanismus ist eindeutig: Reflektorisch wird die Darmperistaltik im meteoristischen Darm niedriger gestellt, damit die Schmerzen nachlassen. Verminderte Peristaltik bedeutet jedoch langsameren Transport des Speisebreis, damit erhöht sich der Wasserentzug, der Stuhl wird härter. Die vielgeübte Praxis der Gabe von Milchzucker bewirkt eine Verstärkung des Meteorismus und damit genau das Gegenteil der gewünschten Wirkung: eine verstärkte Obstipation.

6.1.2 Blut am/im Stuhl [14]

Blut am/im Stuhl gehört zu den seltenen Beratungsergebnissen. Die programmierte Diagnostik erfolgt mit den Programmen *Mastdarm-Standard* (Nr. 44) und *Tabula diagnostica* (Nr. 67). Fast immer sind Analfissuren bei einer chronischen Obstipation die Ursache. Bestehen gleichzeitig enteritische Erscheinungen, ist an eine Salmonellose zu denken. Rezidivierende Blutbeimengungen oder Auflagerungen müssen beim Kinderarzt abgeklärt werden.

6.2 Sonstige Abdomenopathien [137]

Sonstige uncharakteristische Abdomenopathien sind häufige Beratungsergebnisse. Einschlägige Fälle sind besonders typisch für das Kindesalter.

Kleinkinder klagen oft über „Bauchschmerzen", ohne daß ein faßbarer Befund erhoben werden könnte. Es ist müßig, darüber zu spekulieren, welche Veränderungen den meist flüchtigen Beschwerden zugrunde liegen. Es ist wichtig, diese Fälle ernst zu nehmen und bis zur Beschwerdefreiheit bzw. Wiederherstellung die Patienten bei geteilter Verantwortung zu beobachten, um keinen abwendbaren gefährlichen Verlauf (AGV) zu übersehen. Die Diagnostik erfolgt vorzugsweise mit dem Programm *Bauchschmerz-Standard* (Nr. 40), wahlweise mit dem *Oberbauch-Standard* (Nr. 38) oder dem *Unterbauch-Standard* (Nr. 39).

6.3 Uncharakteristisches akutes Erbrechen und/oder Durchfall, Säuglingsdyspepsien

Uncharakteristisches Erbrechen und/oder Durchfall ist ein sehr häufiges Beratungsergebnis. Überwiegend handelt es sich dabei um gutartige Gesundheitsstörungen, auch wenn manche Kinder erheblich in ihrem Allgemeinbefinden beeinträchtigt sind. Säuglinge und Kleinkinder müssen immer besonders gründlich untersucht werden [*Brechdurchfall-Standard* (Nr. 34), *Brech-Standard* (Nr. 35) oder *Durchfall-Standard* (Nr. 36)]. Solange die Krankheitserscheinungen fortbestehen, sind regelmäßige Kontrollen erforderlich, da sich bei entsprechendem Flüssigkeits- und Elektrolytverlust rasch ein abwendbar gefährlicher Verlauf (AGV) entwickeln kann.

In der Regel ist bei akuten Beschwerden keine programmierte Diagnostik notwendig. Fast immer werden die auslösenden Ursachen bei akuten Enteritiden nur vermutet, insbesondere dann, wenn es sich um eine Erkrankungswelle handelt. Die Indikation zur ätiologischen Abklärung ist gegeben, wenn die Erscheinungen nach 2–3 Tagen nicht auf die eingeschlagene Therapie ansprechen oder sich offensichtlich schwere Verläufe entwickeln.

Therapie: Es empfiehlt sich für die ersten Stunden eine Teepause mit entweder selbst zubereitetem schwarzen Tee (10 min ziehen lassen!), dem Traubenzucker und eine Prise Salz zugesetzt sind, oder mit Fertigpräparaten, z. B. GES 60. Im Mittel werden 150 ml Flüssigkeit kg KG/Tag, bei beginnender Exsikkose 250 ml/kg KG/Tag verabreicht.

Der Nahrungsaufbau mit Heilnahrung oder normaler Nahrung soll möglichst rasch erfolgen. Bewährt hat sich folgendes Schema:

1. Tag: 150 ml/kg GES 60/Tee
2. Tag: 120 ml/kg GES 60/Tee + 30 ml/kg Heilnahrung
3. Tag: 90 ml/kg GES 60/Tee + 60 ml/kg Heilnahrung
4. Tag: 60 ml/kg GES 60/Tee + 90 ml/kg Heilnahrung
5. Tag: 30 ml/kg GES 60/Tee +120 ml/kg Heilnahrung
6. Tag: 150 ml/kg Heilnahrung.

In den ersten Stunden kann die Beigabe einiger Teelöffel Cola hilfreich sein. Antiemetika sind bei verständigen Müttern selten notwendig, klingen doch erfahrungsgemäß die Erscheinungen meist schon nach wenigen Stunden spontan ab.

Bei Kindern über einem Jahr empfiehlt sich bei Durchfall anstelle einer Heilnahrung der Aufbau der Nahrung mit geriebenem Apfel, zerdrückten Bananen und Zwieback. Der Wert von absorbierenden Medikamenten (Kaolin, Pektin) ist umstritten. Loperamid ist wegen der Gefahr eines paralytischen Ileus bei Kindern mit Vorsicht einzusetzen.

Eine seltene Sonderform des Erbrechens im Kindesalter ist das **azetonämische Erbrechen** [35].

Bei diesem Krankheitsbild treten heftige Brechattacken auf, die zu einer Elektrolytverschiebung mit der Folge bedrohlicher metabolischer Störungen führen können.

Nur zu Beginn der Erkrankung besteht die Chance, durch Sedierung (Phenobarbital 0,05 – 0,1 g), löffelweise Gabe von Traubenzuckerlösung und Cola sowie einem Antiemetikum (Meclozin) das Geschehen aufzufangen.

Die Fälle, die nicht ansprechen, müssen möglichst rasch stationär eingewiesen werden, damit umgehend eine Infusionstherapie mit Elektrolyt- und Azidoseausgleich eingeleitet wird.

Meist handelt es sich um ein rezidivierendes Ereignis. Betroffen sind Kinder ab einem Jahr bis etwa zum Schulalter.

Uncharakteristisches anhaltendes Erbrechen ist ein seltenes Beratungsergebnis. In der Allgemeinpraxis werden vorwiegend Kinder mit dieser Symptomatik vorgestellt. Die Diagnostik erfolgt mit dem *Brech-Standard* (Nr. 35).

Entscheidend für die Beurteilung des anhaltenden Erbrechens ist neben dem Alter des Kindes sein Allgemeinbefinden. Bei jungen Säuglingen muß die Klassifizierung einer harmlosen Störung, wie Aerophagie oder „habituelles" Erbrechen, so lange vermieden werden, bis eine organische Störung wirklich ausgeschlossen ist. In diesen Fällen empfiehlt sich die Vorstellung zur Abklärung beim Kinderarzt, da sich besonders bei jungen Säuglingen sehr rasch ein abwendbarer gefährlicher Verlauf (AGV) entwickeln kann.

Anhaltender uncharakteristischer Durchfall wird ebenfalls relativ selten klassifiziert. Neben chronisch persistierenden Infektionen kann auch eine Reihe organischer Ursachen so in Erscheinung treten [35]. Kinder, die länger als 1 Woche durchfällige Stühle absetzen oder bei denen derartige Ereignisse wiederholt auftreten, werden mit dem Programm *Durchfall-Standard* (Nr. 36) untersucht und je nach Ergebnis dem Kinderarzt vorgestellt oder zur weiteren Abklärung stationär eingewiesen.

Säuglingsdyspepsien sind seltenere Ereignisse geworden. Die klassische Dyspepsie ist eine Kolienteritis, die heute üblicherweise leicht verläuft. Die Erscheinungen klingen unter den bei akuten Durchfallerkrankungen üblichen Maßnahmen rasch ab.

Nur bei Nachweis der betreffenden Koligruppen ist der Einsatz von „Darmantibiotika" (Neomyzin, Colistin, Polymyxin B) sinnvoll.

6.4 Appendizitische Bilder [175]

Appendizitische Bilder kommen häufig vor und bereiten bekanntlich oft große diagnostische Schwierigkeiten. Hier bewährt sich das Vorgehen mit einer programmierten Handlungsanweisung [*Unterbauch-Standard* (Nr. 39) oder *Bauchschmerz-Standard* (Nr. 40)]. Der Fall muß so lange abwartend offen bleiben, bis eine akute Appendizitis wirklich unwahrscheinlich geworden ist. Ein gefährlicher Verlauf kann bei atypischem Verlauf nur dann abgewendet werden, wenn bereits bei geringem Verdacht die entsprechenden Kontrollen im Abstand weniger Stunden erfolgen. Die Indikation zur Einweisung sollte großzügig gehandhabt werden.

6.5 Hernien, Hydrozelen, Hodenhochstand [42, 174]

Leistenhernien werden meist direkt diagnostiziert. Gelegentlich handelt es sich um schwer reponierbare, manchmal auch um eingeklemmte Hernien.

Eingeklemmte irreversible Brüche müssen sofort notfallmäßig operiert werden, das gilt auch für das extrem selten eingeklemmte Ovar bei jungen weiblichen Säuglingen.

Festgestellte Leistenhernien sollten bei Kindern grundsätzlich baldmöglichst operiert werden.

Große Nabelhernien sind sofort zu operieren. Bei kleineren kann zugewartet, evtl. auf den Eingriff ganz verzichtet werden, da er sich manchmal noch „verwächst".

Hydrozelen des Hodens gehören ebenfalls zu den selteneren Beratungsergebnissen. Die frühzeitige Operation ist nur bei erheblicher Progredienz erforderlich, üblicherweise wartet man mit dem Eingriff bis zum 3. Lebensjahr.

6.6 Erkrankungen im Anogenitalbereich

6.6.1 Oxyuriasis

Die Oxyuriasis wird überwiegend aufgrund der Angaben der Eltern klassifiziert. Die Kinder werden vorgestellt, weil kleine Würmer von der Mutter im Stuhl beobachtet wurden oder weil die Kinder über nächtlichen Juckreiz im Bereich des Afters klagen. Dieser wird durch die weiblichen Oxyuren verursacht, die zur Eiablage aus dem Darm wandern.

Therapie: Ziel der Behandlung ist die Ausrottung der Würmer. Dafür stehen eine Reihe von Medikamenten zur Verfügung, die üblicherweise einmalig angewendet werden (Pyrantelpamoat, Pyriviniumpamoat und Mebendazol). Der Erfolg läßt sich absichern, wenn man die Kuren im Abstand von 1–2 Wochen 1- oder 2mal wiederholt.

6.6.2 Pruritis anogenitalis

Vor der Klassifizierung (uncharakteristischer) Pruritis anogenitalis ist zu beachten: **Pruritis anogenitalis** oder eine **Dermatitis anogenitalis** kann bei Kindern der erste und einzige Hinweis auf eine Wurmerkrankung sein. Beide Erscheinungen finden sich auch als Folge einer Besiedelung des Verdauungstraktes mit Soor. Vor der Behandlung sollte deshalb die Mundschleimhaut inspiziert werden, um evtl. typische Beläge festzustellen. Der Abstrich und die Kultur auf einem speziellen Candida-Nährboden bringt leider in vielen Fällen, trotz des eindeutigen klinischen Bildes, negative Ergebnisse. Der uncharakteristische Pruritis anogenitalis wird symptomatisch behandelt.

Analfissuren werden direkt diagnostiziert. Sie sind bei Säuglingen und Kleinkindern gelegentlich die Ursache einer Stuhlverhaltung. Neben lokaler Salbenbehandlung empfiehlt sich die Gabe eines milden Laxans für 2 oder 3 Tage bis zur Abheilung der Fissur.

7 Beschwerden und Erkrankungen der Haut

[180, 183, 190]

Für zahlreiche Beschwerdebilder und uncharakteristische Symptome am Organ „Haut" ist das programmierte Vorgehen nicht möglich. Häufig wird es vielmehr so sein, daß die Klassifizierung mit der direkten Diagnostik erfolgt, wobei im Regelfall „Bilder" festgestellt werden.

Entscheidend für die Klassifizierung und damit für eine erfolgreiche Therapie sind Erfahrung und „Kennerschaft" des Untersuchenden. Nur derjenige, der über eine entsprechende Aus- und Weiterbildung verfügt und sein Wissen auf diesem Gebiet auch laufend erweitert, wird eine zutreffende Einordnung vornehmen können.

Abwendbare gefährliche Verläufe (AVG) sind in dieser Gruppe selten. Ein verlängerter oder chronischer Verlauf ist dadurch zu verhindern, daß der Spezialist eingeschaltet wird. In diesem Zusammenhang muß daran erinnert werden, daß der Einsatz des „Wundermittels" Kortison nur äußerst zurückhaltend erfolgen darf. Diese Substanz ist nur relativ selten indiziert. Dagegen verschleiert sie oft bei vorangegangener Anwendung das zugrundeliegende Ereignis und erschwert bei unkritischer Anwendung die zutreffende Klassifizierung.

7.1 Mykosen, Intertrigo

7.1.1 Soor

Soor-Bilder sind bei Säuglingen häufig zu beobachten. Die Übertragung erfolgt entweder bei Geburt durch soorkontaminierte Geburtswege, häufiger aber wohl durch die Unsitte, daß Mütter den Schnuller selbst in den Mund nehmen, bevor sie ihn ihrem Kind geben.

In den meisten Fällen ist die Behandlung mit Amphotericin B, Natamycin, Miconazol oder Nystatin ausreichend, bei therapieresistenten Fällen hat sich die Schleimhautpinselung mit 1%iger Pyoktaninlösung bewährt.

Zur Prophylaxe ist die Kaltsterilisation der Flaschen, Sauger und Schnuller weniger sinnvoll als das tägliche 10minütige Auskochen oder das Sterilisieren in einem Vaporator.

7.1.2 Windeldermatitis

Dermatitis ist die Klassifizierung eines akuten oder chronischen entzündlichen Geschehens, das momentan nicht näher eingegrenzt werden kann. Solange keine Zuordnung zu einem Krankheitsbild möglich ist, sollte von einem Therapieversuch Abstand genommen werden.

Die **Windeldermatitis** ist eine durch Stuhl und Urin hervorgerufene Entzündung bei Säuglingen im – wie schon der Name sagt – Windelbereich. Manchmal wird sie von Soorinfektionen begleitet.

Als Ursache sind einerseits die dicht abschließenden Windelhöschen anzusehen, andererseits wird oft durch ein übermäßiges Auftragen der Pflegecreme die oberste Windelschicht zugeschmiert, wodurch die Saugfähigkeit verlorengeht. Nach entsprechender Pflegeanleitung verlieren sich diese Erscheinungen innerhalb weniger Tage.

7.1.3 Tinea

Tinea corporis ist auch bei Kindern eine häufige Dermatomykose. Häufig wird sie durch Haustiere, wie Meerschweinchen und Goldhamster, übertragen. Therapeutisch sind externe Antimykotika ausreichend, gelegentlich ist wegen des bestehenden Juckreizes zur Unterdrückung von Kratzeffekten kurzfristig ein Antihistaminikum (Teldane) sinnvoll.

Die Beratungsergebnisse **Tinea manus** und **Tinea pedis** finden sich fast nur bei älteren Kindern und Erwachsenen. Die Erreger existieren praktisch ubiquitär, insbesondere in Hallenbädern, auf Holzrosten in Saunen oder Sportumkleidekabinen, Turnhallen und Teppichböden. Eine Hyperhidrosis wirkt nach allgemeiner Ansicht begünstigend.

Therapie: Der Wahl des Schuhwerks der meist jugendlichen Patienten kommt besondere Bedeutung zu. Der modische Turnschuh aus Kunststoff und wasserdichtem, wenig atmungsaktiven Obermaterial wirkt außerordentlich begünstigend. Offenes Schuhwerk, häufiger Wechsel, kochbare Strümpfe und lokale antimykotische Behandlung sind gleichwertige Säulen des therapeutischen Regimes.

7.2 Hauterkrankungen durch Insekten und Parasiten

7.2.1 Insektenstiche

Insektenstiche sind häufige Beratungsergebnisse. Meist werden die Kinder während der Nacht gestochen. Schwellungen, Juckreiz und die Kratzeffekte führen zur Vorstellung beim Arzt.

Vorbeugend kann Autan angewendet werden. Ob man es bei Kindern vorbehaltlos einsetzen kann, ist nicht abschließend geklärt.

Therapie: Die Anwendung eines juckreizstillenden Gels ist nicht sinnvoll: Nach der Antrocknung entsteht ein Spannungsgefühl, wodurch kleinere Kinder erneut kratzen. Ich halte allenfalls vereinzelt die Gabe von Dimetinden oder Terfenadin bei heftigem Juckreiz für angebracht.

7.2.2 Zeckenbisse, Erythema chronicum migrans

Zeckenbisse werden direkt diagnostiziert. Meist erfolgt die Vorstellung zur Entfernung des Holzbocks oder des bei mißlungenen Entfernungsversuchen steckengebliebenen Kopfes.

Über die Notwendigkeit einer passiven und aktiven Immunisierung entscheidet die epidemiologische Situation, in der der Zeckenbiß erfolgte. Sicherlich wird die Notwendigkeit der FSME-Impfung in weiten Teilen Deutschlands überbewertet. Allerdings ist bei der Risikoabwägung eine mögliche Urlaubsreise in ein FSME-Gebiet einzubeziehen. In der Regel ist nach der Entfernung der Zecke keine weitere Therapie erforderlich.

Bilder eines **Erythema chronicum migrans** sind selten, gewinnen aber in einigen Regionen Deutschlands zunehmende Bedeutung. Nach einem Zeckenbiß entwickelt sich Tage bis Wochen später das typische Erscheinungsbild mit einer sich zentrifugal ausbreitenden Rötung. Erreger sind Spirochäten aus der Gruppe der Borrelien. Therapeutisch wird Erythromyzin 10 Tage oder bei Kindern über 10 Jahren Tetrazyklin verabreicht.

Bei Symptomen seitens des Nervensystems – Fazialisparese, meningeale Zeichen – muß unverzüglich die stationäre Einweisung zur Abklärung einer möglichen Lyme-Erkrankung erfolgen.

7.2.3 Läuse

Kopflausbefall kann in letzter Zeit wieder vermehrt bei Kindern beobachtet werden. Nur bei massivem Befall sind die Läuse selbst zu sehen, im Regelfall wird die Diagnose mit dem Nachweis der Nissen (Eier der Kopfläuse), die an den Haaren kleben, gestellt. Nicht immer besteht ein Juckreiz, auf Kratzeffekte sollte geachtet werden, denn daraus resultierende Nackenekzeme sind verdächtig auf Kopflausbefall. Kontaktpersonen sollten stets mituntersucht werden.

Therapie: Empfehlenswert sind Jacutin-Gel oder Goldgeist forte, die Kur wird zweckmäßigerweise am folgenden Tag wiederholt. Nach einer Einwirkzeit von 3 h wird das Haar gründlich ausgespült, das anschließende Auskämmen mit einem speziellen Nissenkamm verbessert den Effekt.

7.2.4 Skabies

Skabies gehört heute zu den selteneren Krankheitsbildern. Die Krätze wird durch Milben verursacht, sie kann direkt diagnostiziert werden: Die Milben graben unter der Hornschicht unregelmäßige Linien, an deren Ende üblicherweise das Weibchen zu finden ist. Mit einer Nadel wird die winzige Vorwölbung des Gangendes vorsichtig eröffnet, anschließend kann die Milbe mit einem Streifen Tesafilm fixiert und mikroskopisch nachgewiesen werden.

Der Betroffene weist ein juckendes Exanthem auf, das von reichlichen Kratzspuren überlagert wird. Vorwiegend sind Hände, Füße, Achsel und Glu-

täalregion befallen, aber auch im Gesicht oder an den Oberarmen können sich
die Erscheinungen finden.

Manchmal sind mehrere Familienmitglieder befallen, häufig sind Vorbe-
handlungen, bei denen Ekzeme, Allergien u. a. m. vermutet wurden.

Therapie: Die externe Behandlung erfolgt mit Jacutin oder Euraxil, wobei
die Eltern ausdrücklich auf das Einhalten der Behandlungsvorschriften auf
dem Beipackzettel hinzuweisen sind. Oftmals ist es sinnvoll, die übrigen Familienmitglieder mitzubehandeln, um Reinfektionen zu vermeiden.

7.3 Viruserkrankungen

7.3.1 Warzen

Warzen sind sehr häufige Beratungsergebnisse. Neben Verrucae vulgares, vorwiegend an den Händen, kommen bei Kindern regelmäßig häufig auch Plan-
tarwarzen vor. Selten sind ausgedehnte „generalisierte" Ausbreitungen.

Die Warzen sind „gutartige" Neubildungen, die genauso spontan wieder
verschwinden können, wie sie aufgetreten sind.

Bei der Behandlung ist zu bedenken, daß bei Kürettagen und Exzisionen
Reinfektionen möglich sind. Im Gesicht besteht ein erhebliches Narbenrisiko,
weshalb hier besondere Zurückhaltung angezeigt ist.

Therapie: Die Kryotherapie ist das Mittel der Wahl, die Lokalbehandlung
mit Verrumal oder Collomack kann ebenso Erfolge bringen.

7.3.2 Herpes simplex

Herpes-simplex-Bilder kommen in der Praxis fast nur als lokal begrenzte Infektionen der Haut und der Schleimhaut vor.

Therapie: Mit Aciclovir (Zovirax) steht ein Präparat mit hoher Wirksam-
keit zur Verfügung. Sein Einsatz ist allerdings nur frühzeitig sinnvoll, da es
lediglich den Erreger, nicht aber die bestehende Zellschädigung beeinflußt. Die
Behandlung wird üblicherweise 5 Tage durchgeführt. Werden Kinder vorgestellt, wenn die Erscheinungen bereits einige Tage bestehen, ist allenfalls eine
anästhesierende und analgetisch wirkende Creme oder Lotion sinnvoll.

7.3.3 Herpes zoster

Gürtelrose und **Herpes-zoster-Bilder** wurden bereits in B 1.1.2 Exanthem-Bil-
der (S. 102) abgehandelt.

7.3.4 Molluscum contagiosum

Molluscum-contagiosum-Bilder treten bei Kindern in den letzten Jahren offenbar etwas häufiger auf als früher.

Therapie: Bei günstiger Lokalisation und nur einzelnen Effloreszenzen hat sich das Ausdrücken und anschließende Betupfen mit Jod-Polyvidon bewährt. Für ausgedehntere Erscheinungen ist dieses Verfahren bei Kindern zu schmerzhaft. Es sollte tägliches mehrfaches Betupfen mit Tretiomin-Lösung (Airol), evtl. im Wechsel mit Jod-Polyvidon-Lösung versucht werden.

7.4 Ekzem-Bilder [180, 183, 190]

Ekzeme zählen zu den häufigsten Beratungsergebnissen. Es handelt sich um akute bis chronisch ablaufende entzündliche Veränderungen der Haut. Ursächlich kommen exogene und endogene Faktoren in Frage. Die Klassifizierung und die Therapie bereiten dem Ungeübten oftmals Schwierigkeiten, deshalb sollte frühzeitig der Spezialist eingeschaltet werden, da neben einer stadienangepaßten externen Behandlung die Ausschaltung der auslösenden Faktoren wichtig für den Therapieerfolg ist.

Bilder einer Dermatitis sind oftmals ebenfalls Ekzeme. Die Grenzziehung zwischen beiden Bildern ist schwierig (s. auch B 7.1.2).

7.4.1 Seborrhoisches Ekzem

Seborrhoische Ekzem-Bilder kommen schon in den ersten Lebenswochen junger Säuglinge vor. Unverkennbar sind die gelbbraunen Schuppen im Bereich des behaarten Kopfes und die rötlichen Herd in den Körperfalten.

Wenn die Kinder krank wirken, sollten sie dem Kinderarzt vorgestellt werden, da eine Reihe ernsthaftererErkrankungen anfangs mit ähnlichen Hautaffektionen einhergehen können.

Therapie: Die Veränderungen verschwinden manchmal erst nach Monaten, unterstützend können im Kopfbereich die Krusten mit Öl aufgeweicht und anschließend abgebürstet werden. Neben intensiver Hautpflege werden gelegentlich kurzfristig kortikoidhaltige Cremes oder Salben angewandt.

7.4.2 Gesichtsekzem bei Säuglingen

Das Bild eines **Gesichtsekzems** bei Säuglingen entspricht fast immer einer seborrhoischen Dermatitis. Davon abzugrenzen sind atopische Erscheinungsbilder. Die seborrhoischen Erscheinungen verschwinden fast immer unter entsprechenden Pflegemaßnahmen, die sich auf das Vermeiden alkalischer Seifen oder Badezusätze und eine Hautpflege mit einfachen Ölen oder Pflegecremes

beschränken. Der unkritische Einsatz kortikoidhaltiger Spezialitäten ist abzulehnen.

Beim „Milchschorf" (vgl. A 4.4.1) handelt es sich häufig um die frühe Aus-
drucksform einer Atopie, wobei keinesfalls immer die „Milch" das auslösende
Agens darstellt. Der Name „Milchschorf" und das „Milchalter" stellen häufig
nur einen zeitlichen, keinesfalls immer einen kausalen Zusammenhang dar
(s. auch A 4.4.3 Neurodermitis-Bilder).

7.4.3 Aufgesprungene Hände und Füße

Aufgesprungene Hände und Füße sind häufige Beratungsursachen. Diese Erscheinungen können im Einzelfall diagnostische Probleme bereiten, reichen
doch die Ursachen von externen Noxen (Waschmittel, Seife) über mykotische
und mikrobielle Infektionen bis hin zu den endogenen Manifestationen (Dermatitis plantaris sicca, „Winterfeet-Syndrom").

7.4.4 Cheilitis

Cheilitis-Bilder sind bei Kindern selten. Neben Kälte und Nässe spielen gelegentlich auch Kontaktallergien (Limonadendosen, Kauen an Stiften) eine
Rolle.

Therapie: Fettende Salben sind in der Regel ausreichend. Bei Verdacht auf
Kontaktallergien muß selbstverständlich die Ausschaltung der Ursache erfolgen.

Bezüglich der Faulecken (Angulus infectiosus) s. B 3.7.

7.4.5 Psoriasis

Psoriasis-Bilder spielen bei Kindern eine relativ untergeordnete Rolle, obwohl
bei entsprechender familiärer Belastung Kinder durchaus auch sehr früh erkranken können.

Therapie: Am ehesten kommt für Kinder bei gesicherter Diagnose die
Kurzzeitbehandlung mit Anthralin (Psoralon) in Frage. Die Substanz wird nur
für wenige Minuten auf die Herde aufgetragen und anschließend gründlich mit
Wasser abgespült. Die Präparate dürfen dabei nicht auf die Schleimhäute oder
die Konjunktiven geraten.

7.5 Urtikaria, Pruritus, Arzneimittelexantheme, Strophulus, Frostschäden [177, 180, 183, 190]

Die **Urtikaria** mit ihren typischen Effloreszenzen gehört zu den Beratungsergebnissen, die man bei Kindern häufig registrieren kann.

Es kommen allergische Soforttypreaktionen, Intoleranzreaktionen, physikalische und hereditär-familiäre Ursachen in Frage.

Im Gegensatz zu den Erwachsenen leiden die Kinder öfter an allergischen Soforttypreaktionen und seltener an Intoleranzreaktionen. Falls die Ätiologie nicht auf der Hand liegt bzw. eine rasche Abheilung erreicht werden kann, sollte die Abklärung beim Kinderarzt erfolgen. Neben der Elimination der auslösenden Faktoren genügt therapeutisch fast immer ein Antihistaminikum. Die Kalziumpräparate sind wirkungslos, auch wenn sie bei Laien so beliebt sind.

Therapie: Akute allergische Urtikarien können eine kurzfristige Kortikoidbehandlung erfordern, bei Anzeichen von Schockfragmenten ist die stationäre Behandlung und Beobachtung indiziert.

Uncharakteristischer Pruritus ist eine regelmäßig häufige Symptomklassifizierung. Aus praktischen Überlegungen sind Fälle von Pruritus anogenitalis und lokalem Pruritus (außer anogenitalem) abzugrenzen. Pruritus als Folge von Insektenstichen oder -bissen, von Skabies, Strophulus-Bildern, Neurodermitis-Bildern, Ekzem-Bildern, Dermatomykosen oder eine Oxyuriasis wird unter den entsprechenden Krankheiten registriert bzw. klassifiziert.

Beim allgemeinen Pruritus wurde auch eine systemische Grunderkrankung (Diabetes mellitus, Nierenerkrankungen, Lebererkrankungen) mit dem *Juckreiz-Standard* (Nr. 45) ausgeschlossen.

Bei Kindern ist die Ursache nicht selten eine Austrocknung der Haut als Folge zu häufigen Waschens oder Badens mit tensidhaltigen Zusätzen.

Therapie: Bei reinen Symptomklassifizierungen können Antihistaminika (Mequitazin oder Terfenadin) als orale Zubereitung sinnvoll sein. Die Hautpflege sollte mit fettenden Basiscremes erfolgen. Gelegentlich sind lauwarme Öl- oder Kleiebäder subjektiv angenehm.

Arzneimittelexantheme kommen als typische Bilder und als uncharakteristische Formen vor. Häufig erfordert die richtige Klassifizierung einen hohen diagnostischen Aufwand und viel Zeit.

Nebenwirkungen von Arzneimitteln, die sich an der Haut manifestieren, sind häufig. Sie dürften 5% aller Hauterkrankungen betreffen. Arzneimittelexantheme sind vielgestaltig, ohne daß man bestimmten Medikamenten definierte morphologische Veränderungen zuordnen könnte.

Als Erscheinungsformen treten auf: Skarlatiniforme, morbilliforme, rubeoliforme, makulopapulöse, urtikarielle, erythematöse, bullöse, hämorrhagische und andere Exantheme.

Genauso vielfältig wie die Erscheinungsbilder sind die pathophysiologischen Ursachen und Abläufe. Neben allergischen Reaktionen, die den größten Anteil ausmachen, kommen akute toxische Reaktionen, die Provokation einer latenten Erkrankung, phototoxische Reaktionen und andere pharmakologische Mechanismen in Frage. Medikamentös bedingte Störungen des Gleichgewichts der Hautflora können zu mikrobiellen Infektionen mit ebenfalls entsprechenden Erscheinungen führen.

> Bei allen unklaren Exanthemen oder Hauterscheinungen muß auch an eine
> Arzneimittelnebenwirkung gedacht werden.

Neben der gezielten Befragung und einem Karenzversuch kann eine Aus-
testung beim Spezialisten notwendig werden.

Therapie: Die Absetzung des entsprechenden Medikaments steht im Vordergrund. Zusätzlich können, je nach Erscheinungsbild und Schwere, Antihistaminika und Glukokortikoide erforderlich sein. Die externe Behandlung
richtet sich nach dem klinischen und morphologischen Bild.

Der **Strophulus infantum** (syn. Lichen urticatus oder Prurigo simplex acu-
ta) wird vom Ungeübten oft mit Insektenstichen verwechselt. Es handelt sich
um ein schubweise auftretendes Krankheitsbild, bei dem sich im Bereich der
Extremitäten und am Stamm juckende papulovesikuläre Effloreszenzen entwickeln. Ursächlich kommen atopische Faktoren in Frage.

Therapie: Allenfalls können Antihistaminika (Dimetidin oder Terfenadin)
eingesetzt werden, lokal auch kurzfristig Kortikoidzubereitungen.

Perniones und sonstige Hauterfrierungen sind zwar seltene Beratungsergebnisse, unter den davon betroffenen Patienten einer Allgemeinpraxis machen
Kinder jedoch immerhin ein Drittel der Fälle aus.

Am häufigsten werden **Erfrierungs-Bilder** bei Kindern im Bereich des Ge-
sichts beobachtet, wobei akute Perniones oder pannikulisartige Erscheinungen
im Wangenbereich dominieren.

Die betroffenen Kinder halten sich viel an der frischen Luft auf, sie wurden
von den Müttern auch regelmäßig „gut eingecremt". Der relativ hohe Wasser-
gehalt einer Creme, kühlere Luft und bereits mäßiger Wind können an den exponierten Stellen verhältnismäßig rasch zu einer Unterkühlung des Gewebes
führen. Deshalb empfehle ich anstelle von Cremes *reine Vaseline* oder „Frost-
schutzsalben" als Schutz vor einer Auskühlung (vgl. A 9.1.1).

7.6 Nävi

Nävi sind häufige Beratungsergebnisse. Insbesondere in jüngster Zeit, in der
als Folge der geschädigten Erdatmosphäre die Sorge wächst, an einer bösarti-
gen Hauterkrankung zu leiden, steigt auch die Zahl dieser Fälle. Entscheidend
für die Beurteilung ist – wie bei allen Erkrankungen der Haut – die Kennerschaft. Im Zweifelsfall sind Kontrollen und die Vorstellung beim Hautarzt angebracht.

7.7 Alopezien [180, 183, 190]

Alopezien sind Fälle, bei denen ein Verlust an Kopfhaaren auftritt, der bis zu
völliger Kahlheit führen kann. Sie können reversibel und irreversibel sein. Auf-

grund des morphologischen Erscheinungsbildes wird in herdförmige, diffuse und totale Alopezien unterteilt.

Es gibt eine Reihe von Gesundheitsstörungen, die zu verstärktem Haarausfall führen können, der spontan dann aufhört, wenn das Grundleiden behandelt wird oder zum Stillstand gekommen ist.

Diffuse Alopezien sind bei Kindern seltene Ereignisse und können Ausdruck einer generalisierten Störung sein, die – wenn auch extrem selten – bis zum totalen Haarausfall führen kann.

Mit dem *Haarausfall-Standard* (Nr. 46) werden Schilddrüsenerkrankungen, Leber- und Nierenleiden ausgeschlossen. Verstärkter Haarausfall kann durch chronische Vergiftungen oder medikamentös induziert sein (hier ist nicht die Rede von den Begleiterscheinungen einer zytostatischen oder Bestrahlungstherapie im Rahmen maligner Erkrankungen). Seltene Ursachen sind Mykosen der Kopfhaut und die Haarrupfsucht (Trichotillomanie).

Die **Alopezia areata** ist gewöhnlich eine harmlose, in ihrem Verlauf unberechenbare, Erscheinung. In Extremfällen kann auch sie bis zum totalen Haarverlust führen.

Es gilt, genau wie für die diffusen Alopezien, für die man keine Ursache finden kann, daß diese Patienten dem Hautarzt vorgestellt werden sollten.

Therapeutische Verfahren sind bekanntlich in vielen Fällen unbefriedigend. Die behutsame psychologische Führung dieser Patienten ist nicht zu vernachlässigen, da der Haarausfall oft schwere seelische Traumen bei den Kindern hervorruft. Die psychotherapeutische Betreuung sollte gemeinsam mit dem Kinderarzt erfolgen.

7.8 Keloid [31, 180, 183]

Das **Keloid** stellt eine seltene Beratungsursache bei Kindern dar. Es handelt sich um eine Narbenwucherung nach Traumen oder Operationen.

Bei ausgedehnten Keloiden kommen Kompressionsverbände zur Anwendung.

Therapie: Frische kleinere Keloide können versuchsweise extern mit kortikoidhaltigen Salben behandelt werden. Eine operative Behandlung älterer Keloide ist nur selten und dann bei begleitenden Kontrakturen oder erheblicher kosmetischer Beeinträchtigung sinnvoll. Das Rezidivrisiko ist hoch.

8 Beschwerden und Erkrankungen im Bereich von Mund, Hals, Nase und Ohren

8.1 Uncharakteristische Stomatitiden

Uncharakteristische **Stomatitiden** sind seltenere Beratungsergebnisse. Ursächlich können diesen Entzündungen, die oft in Verbindung mit einer Gingivitis auftreten, Infektionen und meist mangelnde Mundhygiene zugrunde liegen. Allergische Reaktionen der Mundschleimhaut findet man bei Kindern selten.
Therapie: Spülungen oder Pinselungen mit Hexoral-Lösung.

8.2 Dens natalis

Dens natalis (vgl. A 3.1.4) bezeichnet einen bereits bei Geburt vorhandenen Zahn, ein Zahndurchbruch bis zum 30. Lebenstag wird als „Dens neonatalis" klassifiziert. Es handelt sich in beiden Fällen um seltene Erscheinungen ohne Krankheitswert, gelegentlich bestehen sie als überzählige Zahnkeime [172].

8.3 Erkrankungen im Tonsillenbereich

8.3.1 Tonsillenhypertrophie [185]

Die **Tonsillenhypertrophie** ohne wiederholte entzündliche Reaktionen ist ein seltenes Beratungsergebnis.

Bekanntlich laufen in den Tonsillen bevorzugt entzündliche Prozesse ab. In den Krypten können latente oder subakute Entzündungen schwelen und so die Tonsillen zu einem Infektherd machen.

Eine Tonsillenhypertrophie stellt nur dann eine Indikation zur operativen Behandlung dar, wenn sie den Schluckakt, die Atmung und die Sprache behindert. Die Feststellung einer chronisch schwelenden Infektion ist schwierig und stellt nur eine relative Operationsindikation dar.

8.3.2 Peritonsillarphlegmone [185]

Bilder einer **Peritonsillarphlegmone** oder eines Peritonsillarabszesses sind glücklicherweise seltene Ereignisse.

Als Erreger kommen Streptokokken, Staphylokokken und Hämophilus influenzae am häufigsten vor.

Die Gefahr einer tonsillogenen Sepsis und einer Fortleitung in die Halsweichteile (v. jugularis!) ist bei Kindern wesentlich größer als bei Erwachsenen. Deshalb sollte bei entsprechendem Verdacht sofort ein HNO-Arzt zugezogen werden.

Neben der antibiotischen Behandlung ist eine operative Eröffnung fast immer notwendig, eine stationäre Behandlung deshalb unumgänglich.

Da die Affektion zu Rezidiven neigt, ist spätestens im Intervall die Tonsillektomie indiziert.

8.4 Epistaxis [107, 185]

Sonstige Erkrankungen der Nase, wie die **Epistaxis**, kommen bei Kindern relativ häufig vor. Zum überwiegenden Teil hat das Nasenbluten seinen Ursprung im vorderen Nasenseptum.

Die Hauptursache bei Kindern sind Infekte der oberen Atemwege. Häufig kommen auch kleinere Verletzungen durch bohrende Finger oder mit Fremdkörpern vor.

Zum Ausschluß ist nach den Zeichen einer erhöhten Blutungsneigung (Petechien) zu suchen. Der Blutdruck und die Pulsfrequenz werden ebenfalls bestimmt. Selten treten nennenswerte Blutverluste auf. Das Ereignis wirkt dramatischer als Folge eines gewissen Verdünnungseffektes durch das fast regelmäßig vermehrte Nasensekret bei begleitender Rhinitis.

Therapie: Im Prinzip umfaßt die Behandlung Maßnahmen der Ersten Hilfe:

- Beruhigung.
- Die Kinder sollten mit leicht vorngeneigtem Oberkörper sitzen, damit das Blut nicht in den Rachen läuft und geschluckt wird.
- Die Nasenflügel werden für einige Minuten zusammengedrückt. Wenn die Blutung dadurch nicht zum Stillstand kommt, kann man einen Wattebausch mit abschwellenden Nasentropfen tränken, einlegen und erneut komprimieren.
- Das Auflegen einer feucht-kalten Kompresse im Nacken führt zu einer kurzzeitigen reflektorischen Vasokonstriktion, die die Blutstillung fördert.

In aller Regel führen diese Maßnahmen rasch zum Erfolg. Bei rezidivierendem Nasenbluten sollten die Kinder dem HNO-Arzt vorgestellt werden, damit anstelle der früher geübten Praxis der Verätzung eine lokal streng begrenzte Elektrokoagulation vorgenommen wird.

8.5 Zerumen, Gehörgangsekzem [109, 167, 168, 185]

Zerumen ist ein häufiges Beratungsergebnis. Die weitaus häufigste Ursache bei Kindern ist das unsachgemäße Reinigen des Gehörganges mit Wattestäbchen, den sog. „Ohrenstäbchen". Dadurch wird der physiologische Selbstreinigungsprozeß gestört.

Therapie: Die Entfernung mittels Spülung darf nur erfolgen, wenn kein Verdacht auf einen Trommelfelldefekt vorliegt. In diesen Fällen ist die instrumentelle Entfernung nur durch den Gebietsarzt zulässig.

Verhärtete Pfröpfe werden mit glyzerinhaltigen Präparaten aufgeweicht. Auch eine leicht hypertone Kochsalzlösung (1,2%ig) zeigt gute Ergebnisse. Bei der anschließenden Spülung wird der Wasserstrahl nach hinten oben gerichtet. Statt einer Spritze hat sich bewährt, ein Mundduschgerät zu verwenden, bei dem man die Spitze der Düse kappt. Hierdurch erhöht sich die Durchflußmenge, und der Druck vermindert sich.

Gehörgangsekzeme gehören zu den häufigen Erkrankungen, die das äußere Ohr betreffen. Nur selten ist die Unterscheidung gegenüber bakteriellen Entzündungen möglich. Isolierte atopische Dermatitiden sind bei Kindern fast nie zu beobachten.

Therapie: Im Gegensatz zu den rein entzündlichen Ereignissen ist nahezu immer vor der Behandlung eine sorgfältige Reinigung des Gehörganges notwendig. Wegen des Risikos einer instrumentellen Verletzung des Trommelfells, insbesondere durch den Ungeübten, empfehle ich die Vorstellung beim Gebietsarzt.

9 Beschwerden und Erkrankungen im Urogenitalbereich [154, 192]

9.1 Entzündliche Prozesse der Nieren und ableitenden Harnwege

Entzündliche Prozesse der ableitenden Harnwege werden in der Kasugraphie von Braun unter den Rubriken Zystitis, Pyelitis, und Zystopyelitis registriert. Alle 3 Krankheitsbilder zusammengenommen würden in der allgemeinen Häufigkeitsverteilung den Rang 35 einnehmen. Das zeigt, wie oft in der Praxis mit einer Infektion in diesem Bereich zu rechnen ist.

Bekanntlich kann es große Schwierigkeiten bereiten, diagnostisch sicherzustellen, daß sich ein Infekt tatsächlich auf die Harnblase beschränkt und nicht auch die Nierenbecken einschließt. Die Festlegung auf die Begriffe „Pyelitis" oder „Zystopyelitis" birgt die Gefahr in sich, daß man übersieht, daß bei einer Entzündung des Nierenbeckens fast immer eine Entzündung des Nierenparenchyms vorliegt, also eine „Pyelonephritis".

Aus diesen Gründen ziehe ich für die Praxis die Zusammenfassung der 3 oben erwähnten Krankheitsbilder zu dem Begriff **„Entzündung der ableitenden Harnwege"** vor. Durch diese Benennung kann ein abwendbar gefährlicher Verlauf (AGV) als Folge des unsicheren lokalen Diagnosebegriffs vermieden werden, insbesondere dann, wenn man sich der Tatsache bewußt ist, daß bei Kindern fast regelmäßig auch die Niere miterkrankt ist.

Harnwegsinfektionen stehen an 4. Stelle hinter den Infektionskrankheiten im engeren Sinne. Diese Infektionen zeigen eine charakteristische Altersverteilung: Säuglinge und jüngere Kinder erkranken häufiger als ältere Kinder.

Den Harnwegsinfektionen liegen bakterielle Entzündungen zugrunde: In etwa 80% der Fälle werden Kolibakterien und Enterokokken nachgewiesen.

Die Klassifizierung einer Harnwegsinfektion erfolgt im Regelfall über sehr unterschiedliche Handlungsanweisungen, da insbesondere Säuglinge und Kleinkinder oft zunächst mit uncharakteristischen Symptomen erkranken.

Nicht immer weisen Miktionsunregelmäßigkeiten, Dysurie, Pollakisurie, sekundäre Enuresis, auffälliger Geruch, Makrohämaturie oder lokale Schmerzen auf einen Harnwegsinfekt hin. Bei jungen Säuglingen sind die einzigen Hinweise oft nur Fieberschübe, Abgeschlagenheit, Appetitlosigkeit, Bauchschmerzen oder Gedeihstörungen.

Eine Urinuntersuchung ist deswegen grundsätzlich indiziert:

- bei Fieber, für das keine eindeutige andere Ursache gefunden werden kann;
- wenn eine auffallende Blässe oder Anämie besteht;
- bei Gedeihstörungen junger Säuglinge;

- wenn sich Kinder nach anderen Infekten (eitriger Angina, Otitis media) schlecht oder nur zögernd erholen oder erneut auffiebern;
- bei Entwicklung auffälliger Verhaltensweisen mit Appetitlosigkeit, Abgeschlagenheit und Spielunlust;
- wenn anhaltende oder rezidivierende Bauchschmerzen bestehen;
- bei erhöhten Blutdruckwerten.

Die Kriterien für die Beurteilung der Urinuntersuchung sind die gleichen wie im Erwachsenenalter. Zur Uringewinnung bei Kindern sei an dieser Stelle auf den Abschnitt A 1.4.2 verwiesen.

Therapie: Die Behandlung richtet sich gegen die bakterielle Infektion. Die üblichen Präparate gegen Harnwegsinfekte garantieren ausreichend hohe Harnspiegel, wenn die Dosierung gewichtsbezogen erfolgt. Für die „blinde" Therapie bis zum Vorliegen einer Keim- und Resistenzbestimmung haben sich Cotrimaxol, Zefalosporine und auch Amoxizillin bewährt. Nach Vorliegen des Antibiogramms wird testgerecht so lange weiterbehandelt, bis die Entzündungszeichen völlig verschwunden sind. Das dauert in der Regel 7 – 10 Tage.

Schwierigkeiten bereitet die Frage, ob es sich bei einem Harnwegsinfekt um eine Erstinfektion oder ein Rezidiv handelt. Deshalb sollte in all den Fällen, in denen Zweifel darüber bestehen oder der Heilungsprozeß nicht die erwarteten Fortschritte macht, der Kinderarzt eingeschaltet werden. Es gilt, anatomische Ursachen oder Rezidive frühzeitig auszuschließen, damit Spätkomplikationen und Chronizität mit ungünstiger Prognose verhindert werden.

9.2 Entzündliche Prozesse im Genitalbereich

Die unspezifische **Vaginitis** und **Vulvitis** zählen bei Kindern zu den wichtigsten Erkrankungen des Genitale [48, 161].

Ätiologisch kommen Infektionen, Parasiten, Fremdkörper und gelegentlich hormonelle Ursachen ind Frage. Bei isolierten Vulvaentzündungen stehen allgemeine hygienische Maßnahmen, Analhygiene, Sitzbäder und Wäschewechsel im Vordergrund der therapeutischen Maßnahmen. Liegt ein Fluor vor, und es handelt sich offensichtlich um eine Vulvovaginitis oder Vaginitis, ist die Vorstellung bei einem kindergynäkologisch spezialisierten Kinderarzt zu empfehlen. Neben der Vaginoskopie zum Ausschluß eines Fremdkörpers ist die gezielte mikrobielle Untersuchung indiziert. Bei bakteriellen Infektionen erfolgt, parallel zu den allgemeinen Maßnahmen, die systemische antibiotische Behandlung.

Bilder einer **Balanitis** sind keine regelmäßig häufigen Ereignisse in der Allgemeinpraxis.

Beim Säugling kann die Ursache in mangelhafter Pflege begründet sein. Eine Windeldermatitis greift auf den Genitalbereich über, und es kommt zur Superinfektion. Später können eine Phimose oder die völlig unnötigen Manipulationen bei Vorhautverklebungen, die ursächlich zu Schleimhauteinrissen führen, beteiligt sein.

Therapie: Neben der Schmerzbehandlung ist vordringlich die Harnentleerung zu gewährleisten. Lokal werden Sitzbäder mit Kamille oder $KMnO_4$ (Kaliumpermanganat) durchgeführt sowie antibiotische oder − bei Pilznachweis − antimykotische Salben angewendet. Gelegentlich ist eine systemische antibiotische Behandlung angezeigt [139].

Unspezifische Orchitis und/oder **Epidydimitis** vor Eintritt der Pubertät ist ein sehr seltenes Ereignis. Wichtig ist die Abgrenzung zur **Hodentorsion**, da in diesem Fall die sofortige Operation angezeigt ist [140].

Bei jungen Säuglingen können septische Erkrankungen zur Orchitis oder einem Hodenabszeß führen.

Wegen der Konsequenzen ist die Vorstellung beim Spezialisten grundsätzlich indiziert.

9.3 Menstruelle Probleme [162]

Unter dysmenorrhoischen Beschwerden leidet nach Literaturangaben mindestens ein Drittel aller Mädchen. Der ungezielte Einsatz von Schmerzmitteln, Prostaglandinsynthesehemmern oder Hormonpräparaten ist prinzipiell abzulehnen. Die Mädchen haben ein Recht auf eine gründliche Untersuchung; dies schließt die kinder- oder jugendgynäkologische Untersuchung zum Ausschluß einer organischen Ursache ein.

Alle **menstruellen Probleme** sind ernst zu nehmen. Nicht selten bestehen eine „Vorbelastung" durch entsprechende Beschwerden der Mutter und eine gewisse „Erwartungshaltung". Neben der medikamentösen Behandlung ist die behutsame psychotherapeutische Führung besonders wichtig.

9.4 Uncharakteristischer Fluor [48]

In mehr als der Hälfte aller Fälle mit Vulvovaginitis gelingt kein spezifischer Erregernachweis; diese Fälle gehen mit einem **unspezifischen Fluor genitalis** einher.

Therapie: Diese Fluorformen ohne und mit Vulvovaginitis sind einer unspezifischen Therapie gut zugänglich. Ich empfehle Sitzbäder mit $KMnO_4$. Die Lokalbehandlung mit Vaginalsuppositorien ist nicht für Kinder geeignet. Besser sind Tropflösungen oder Salben (spezielle Kinderapplikatoren benutzen!). Solange kein Erreger bekannt ist, kann Dequavagyn-Salbe empfohlen werden.

Die Beratung umfaßt in erster Linie die Maßnahmen einer wirksamen Genitalhygiene. Regelmäßige Reinigung, richtige Analtoilette und kochbare Waschlappen, die ebenso häufig gewechselt werden wie die Handtücher, gehören zu den selbstverständlichen Maßnahmen. Die Unterwäsche soll vorzugsweise aus Baumwolle sein und nicht eng anliegen.

9.5 Fehlbildungen im Bereich des männlichen Genitale
[42, 138, 139]

Die **Phimose** ist bekanntlich eine Verengung der Vorhaut, die ein Zurückstreifen unmöglich macht.

Leider wird bei Säuglingen und Kleinkindern noch immer viel zu oft die physiologische Vorhautverengung und Vorhautverklebung unnötig gedehnt, so daß Schleimhauteinrisse und nachfolgende narbige Veränderungen eine sekundäre Phimose verursachen.

Abzulehnen ist daher die grundsätzliche Lösung beim Säugling und Kleinkind, wenn keine entzündlichen Prozesse eine Intervention erfordern.

Eine kinderchirurgische Intervention bei der Phimose ist nur dann angezeigt, wenn der Harnstrahl behindert wird, oder wiederholte Entzündungen ablaufen. Ansonsten sollte abgewartet werden.

Hydrozelen des Hodens (vgl. B 6.5) sind gelegentliche Befunde, die bei den ersten Früherkennungsuntersuchungen erhoben werden. Bestehen kein gleichzeitiger Leistenbruch und keine Progredienz, die zu einer Druckschädigung des Hodens führen könnte, ist beim Säugling eine abwartende Haltung erlaubt, da sich in diesem Alter die Erscheinung zurückbilden kann. Ein Punktion ist sinnlos, da sich die Hydrozelen rasch wieder füllen. Bei großen Hydrozelen oder fehlender Rückbildungstendenz erfolgt die Vorstellung beim Kinderchirurgen.

9.6 Störungen der Harnentleerung

9.6.1 Uncharakteristische Pollakisurie [74]

Uncharakteristische Pollakisurie ist ein relativ häufiges Beratungsergebnis. In der Praxis des Allgemeinarztes überwiegen die Patienten der Altersgruppe 0–14 Jahre. Pollakisurie ist ein gehäuftes Harnlassen, wobei die Gesamtmenge normal, vermindert oder erhöht sein kann, ohne daß pathologische Harnbefunde erhoben werden.

Für die Anzahl der Miktionen sind der neurovegetative Reifungszustand und die Urinmenge maßgebend. Die tägliche Urinmenge beträgt vom 3. bis 10. Lebenstag etwa 150 ml, im 1. Lebensjahr im Mittel 500 ml, bis zum 3. Lebensjahr rund 600 ml, bis zum 8. Lebensjahr rund 700 ml und bis zum 12. Lebensjahr rund 1000 ml. Diese mittleren Werte schwanken in Abhängigkeit von der täglichen Flüssigkeitsaufnahme.

Die Anzahl der Miktionen beträgt im 1. Lebensjahr 10–20/Tag, im 2. Lebensjahr 6–8/Tag und später 4–6/Tag.

Mit dem *Pollakisurie-Standard* (Nr. 53) werden organische Störungen ausgeschlossen.

Bei einer persistierenden Pollakisurie von Kleinkindern und gelegentlich Schulkindern, kann man davon ausgehen, daß dieses Symptom mit zunehmender Reifung des Miktionsreflexes verschwindet. Tritt das Symptom sekundär auf, empfiehlt sich die kinderurologische Abklärung, da in diesen Fällen funktionelle und anatomische infravesikale Obstruktionen als Ursache in Frage kommen.

9.6.2 Enuresis nocturna, unspezifische Enuresis [72, 97, 98, 124]

Symptome der **Enuresis nocturna** und Symptome der **unspezifischen Enuresis** sind Beratungsprobleme, die in aller Regel mit einem hohen Erwartungsanspruch der ratsuchenden Eltern verbunden sind. Einerseits wird die Enuresis nur versteckt oder verschämt angesprochen, insbesondere dann, wenn es sich um ältere Kinder handelt. Auf der anderen Seite stehen die Mütter selbst unter einem erheblichen psychischen Druck: Sie müssen doch fast jede Nacht die Wäsche wechseln, und der häusliche Friede leidet darunter, daß der permanente Uringeruch aus dem Kinderbett und damit aus dem Kinderzimmer kaum zu bannen ist.

Wesentlich häufiger als eine erworbene sekundäre Enuresis liegt eine primäre und persistierende Enuresis nocturna vor. Überwiegend sind Jungen betroffen.

Ich bin wie Olbing der Meinung, daß die Eignung des betreuenden Arztes nicht von seiner Spezialisierung abhängt, sondern von seinem Einfühlungsvermögen und der Fähigkeit und Möglichkeit einer zeitaufwendigen, sorgfältigen Anamnese. Danach sind weitere eingehende Gespräche in Verbindung mit abgestuften Behandlungsmaßnahmen erforderlich. Ein schematischer Einsatz von „Klingelhosen" oder Medikamenten ohne diese begleitenden pädagogischen Maßnahmen ist abzulehnen, da der sich zwangsläufig einstellende Mißerfolg letztlich nur zu eigentlich unnötigen instrumentellen und apparativen Untersuchungen führt, die die betroffenen Kinder zusätzlich belasten.

Das „Sauberwerden" ist ein Lernprozeß, der durch eine Rolle von Faktoren zustande kommt. Neuromuskuläre Reifungsprozesse, die den Miktionsreflex willkürlich steuern lassen, sind dafür genauso wichtig wie der soziale und intellektuelle Entwicklungsstand.

In diesem Zusammenhang ist interessant, daß in der Natur nur die Raubtiere ihren Urin und Kot willkürlich absetzen können, während es aussichtslos ist, Primaten „stubenrein" zu bekommen. Raubtiere brauchen dieses willkürliche Verhalten, um ihr Revier zu markieren und damit auch bestimmte Rangordnungen herzustellen. Der Mensch nimmt verhaltensbiologisch in dieser Hinsicht eine Zwischenstellung zwischen den Raubtieren und den Primaten ein.

Es ist zwar bekannt, daß man für die Enuresis nocturna eine Häufung unter Verwandten ersten und zweiten Grades findet, ich habe aber den Eindruck, daß heute besonders „liberal" erzogene Kinder zu den hauptsächlich Betroffenen zählen.

Therapie: Gelingt es, beim Kind eine Art „Raubtierinstinkt" zu wecken, kann man ihm u. U. das „Sauberwerden" erleichtern und das Verschwinden einer persistierenden Enuresis beschleunigen.

Wenn man den Eltern (ich bin überzeugt, daß man grundsätzlich das Problem mit beiden Elternteilen erörtern sollte) das Konzept einer etwas „konservativeren" Erziehung erläutert, in dem eine Art „geistiges Revier" aufgebaut wird, verschwinden die Symptome ganz offensichtlich schneller. Dieses Revierverhalten läßt sich ganz einfach praktizieren, indem „ja" und „nein", „mein" und „dein", „dein" Zimmer oder Spielbereich, „mein" Zimmer, „unser" Zimmer ganz klare und wiederkehrend eindeutige Bedeutung haben. Ein Nein darf nicht zu einem Jein und dann zu einem Ja werden.

Parallel zu diesen verhaltenstherapeutischen Ansätzen kann der Einsatz eines Medikaments sinnvoll sein. Eine Wirkung ist nur für das Imipramin (Tofranil) und seine Abkömmlinge bewiesen. Die Therapie wird einschleichend begonnen und ausschleichend beendet. Obwohl das Imipramin der Klingelhose signifikant unterlegen ist, verordne ich diese erst, wenn das oben erläuterte Regime keinen Erfolg zeigt. Ich glaube, daß die letztlich unphysiologische Unterbrechung des Schlafes – noch dazu nach dem Urinabgang – nicht die primäre Behandlungsmethode sein sollte. Außerdem sind die Kinder auf die Hilfe eines Familienmitgliedes bei dieser Therapie angewiesen.

Pathologisch und behandlungsbedürftig ist eine Enuresis nocturna bei Kindern über 5 Jahren, die sonst altersgemäß entwickelt sind.

Zum Ausschluß anderer als einer primären Enuresis nocturna genügen zunächst die üblichen Urinuntersuchungen und eine Sonographie mit Bestimmung des Restharns und der Blasenwanddicke (Ausschluß einer infravesikalen Obstruktion).

Wenn die Therapie keinen Erfolg bringt, ist der Spezialist zur Durchführung einer Uroflowmetrie, einer Miktionszysturographie und evtl. einer diagnostisch-therapeutischen Zystoskopie einzuschalten.

10 Beschwerden und Erkrankungen in der Augenregion

10.1 Konjunktivitiden

Uncharakteristische Konjunktivitiden sind ein sehr häufiges Beratungsergebnis.

Wichtig ist die Unterscheidung, ob eine konjunktivale Injektion mit meist scharf abgrenzbaren Gefäßen oder eine ziliare Injektion mit eher unscharf verschwommener Injektion vorliegt. Bei ersterer handelt es sich um eine Entzündung der vorderen Abschnitte, letztere entsprechen Entzündungen der tieferen Augenabschnitte oder perforierenden Prozessen.

Ziliare Entzündungen oder kombinierte konjunktival-ziliare Entzündungen sollten dem Augenarzt vorgestellt werden.

Für die Konjunktivitis kommen mehrere Ursachen in Frage; virale Entzündungen sind durch Masern, Rhino- und Adenoviren, gelegentlich Varizellen und Röteln und als Herpes ophthalmicus möglich. Bakterielle Entzündungen stehen bei der Neugeborenen-Blennorrhö und der Schwimmbadkonjunktivitis im Vordergrund.

Abzugrenzen von diesen Formen sind die allergischen Konjunktivitiden durch Pollen, Stäube oder Tierhaare und -federn sowie diejenigen durch physikalisch-chemische Reize, nach Fremdkörperinkorporation oder Verletzungen.

Therapie: Die Lokaltherapeutika sind prinzipiell die gleichen wie bei Erwachsenen. Wenig sinnvoll ist die Kombination von Sulfonamiden mit Antibiotika. Vor Anwendung lokaler Kortikoide ist zu warnen. Bei den antiallergischen Zubereitungen mit Cromoglycinsäure bevorzuge ich Opticrom S, weil es meines Wissens das einzige Präparat ist, das kein Augenbrennen beim Einträufeln verursacht.

10.2 Augentränen

Uncharakteristisches Augentränen ist ein selteneres Beratungsergebnis. Am häufigsten betrifft es Säuglinge. Wenn keine begleitende Rhinitis den Abfluß der Tränen behindert, empfiehlt sich die Vorstellung beim Augenarzt, zum Ausschluß und zur eventuellen Behandlung einer Tränengangsstenose.

10.3 Strabismus [68]

Strabismus ist ein Symptom, auf das bei Kindern bei jeder Vorstellung geachtet werden sollte, da nur eine frühzeitige Behandlung einen optimalen Behandlungserfolg garantiert.

Wenn Säuglinge im Alter von 3–4 Monaten noch nicht mit beiden Augen zusammenarbeiten, sollte die Vorstellung beim Augenarzt erfolgen.

11 Erkrankungen der Nerven und der Psyche

11.1 „Nervöse" Beschwerden

Das Kapitel 11 „Erkrankungen der Nerven und der Psyche" mit dem Abschnitt „Nervöse" Beschwerden wurde eingeführt, um die Kontinuität der *Zweidimensionalen Systematik* nach Braun [181] beizubehalten, obwohl dies für die Kinderheilkunde ungewohnt ist. Das liegt z. T. daran, daß uncharakteristische Beschwerden, die auf ein oder mehrere Organsysteme projiziert werden und vorwiegend psychisch bedingt sind, insgesamt in der Kinderheilkunde selten vorkommen.

In der Regel kann man davon ausgehen, daß Kinder sich seltener in ein Krankheitsgefühl „flüchten", als dies bei Erwachsenen heute angenommen werden muß. Kinder neigen vielmehr zur Dissimulation: Sie wollen nicht krank sein.

Gleichwohl dürfen wir nicht verkennen, daß es eine Zunahme „nervöser" bzw. psychischer Probleme und Erscheinungen bei Kindern und Jugendlichen gibt. Vorgeschobene somatische Beschwerden sind der unbeholfene Versuch, auf das eigene Problem hinzuweisen.

Die Kinder finden keine andere Möglichkeit, sich zu artikulieren. Hier bedarf es großen Fingerspitzengefühls und Einfühlungsvermögens seitens des Arztes, entsprechende Signale zu erkennen und die notwendigen Schritte einzuleiten. Immer dann, wenn für bestimmte Beschwerden keine somatische Ursache gefunden werden kann, sollte an eine psychogene Erkrankung gedacht werden und die weitere Abklärung bei einem kinderpsychiatrisch geschulten Kinderarzt erfolgen. Keinesfalls darf eine seelisch bedingte Störung „diagnostiziert" werden, wenn kein körperliches Äquivalent gefunden wurde.

11.2 Polymorphe, wahrscheinlich nichtorganische Beschwerden

Polymorphe, wahrscheinlich nichtorganische Beschwerden als Beratungsergebnisse sind im Kindesalter selten und häufiger durch ängstliche und besorgte Mütter veranlaßt als tatsächlich durch Beschwerden der Kinder.

Hierunter fallen die psychogenen „Kopfschmerzen" bei psychisch labilen Kindern im Zusammenhang mit weiteren Symptomen, wie Bauchschmerz etc., wenn sie sich beispielsweise gegenüber jüngeren Geschwistern zurückgesetzt fühlen. Genauso kann ein Kind unter realem oder eingebildetem Leistungsdruck, bei übersteigertem Ehrgeiz mit nachfolgendem Versagen und ein Kind mit Schulversagen das Symptom „Kopfschmerzen" produzieren. Diese Kopfschmerzen werden zumeist sehr leidend dargestellt, der erzielte positive Effekt in der Familie oder in der Schule bewirkt, daß die Kinder um so leichter mit den Beschwerden arbeiten.

Schmerzen in der Herzgegend können in diesem Zusammenhang ebenfalls präsentiert werden. Manchmal werden sie von Kindern angegeben, die ein entsprechendes Vorbild in der Familie mit echten organischen Beschwerden haben.

„Nabelkoliken" stellen den Arzt häufig vor schier unlösbare Probleme, wenn eine organische Ursache ausgeschlossen worden ist. Häufig werden gleichzeitig Übelkeit, Schwindel, Kopfschmerzen und Schweißausbrüche angegeben. Als Ursache kommen Lebensbelastungen im positiven wie im negativen Sinn in Frage.

Polymorphe, wahrscheinlich nichtorganische Beschwerden werden nur dann klassifiziert, wenn tatsächlich mehrere, offenbar nichtorganische Beschwerden vorgebracht werden. Der singuläre Kopfschmerz wird unter Kopfschmerz, der singuläre Herzschmerz unter Herzschmerz etc. statistisch klassifiziert.

Die Behandlung ist schwierig, da durch Analgetika oder Spasmolytika eine organische Erkrankung verschleiert werden kann.

Diese offenbar psychogen bedingten Abweichungen vom „normalen" Verhalten von Kinder stellen u. U. erhebliche Hindernisse für eine ungestörte und unbeschwerte Entwicklung dar. Darum sollten diese Kinder unbedingt einem erfahrenen kinder- und jugendpsychiatrisch tätigen Kinderarzt vorgestellt werden. Das bedeutet kein „Abstempeln" zum Neuropathen, denn in den meisten Fällen sind die Symptome in kurzer Zeit erfolgreich zu beheben.

11.2.1 Schlaflosigkeit [123, 169]

Die **Schlaflosigkeit** ist ein häufiges Symptom, mit dem Kinder vorgestellt werden.

Man hat früher zwischen Ein- und Durchschlafstörungen unterschieden, dies hat sich als nicht ausreichend erwiesen, da in vielen Fällen beide Phänomene gleichzeitig bestehen.

Nach Schmidt [123] ist die Einteilung in vermehrten Schlaf (*Hypersomnien*), gestörten Schlaf (*Dyssomnie*) und verminderten Schlaf (*Hyposomnie*) sinnvoller.

Bei Kindern und Jugendlichen spielen die Dyssomnien und die Hyposomnien die größte Rolle.

Für die Beurteilung, ob eine Störung des Schlafes vorliegt, ist die Kenntnis der altersspezifischen Schlafprofile wichtig. Die individuell verschiedene Schlafdauer von Säuglingen beträgt 16–18 h, sie reduziert sich im Verlauf der ersten 12 Lebensmonate auf 14–16 h täglich; 2jährige Kinder schlafen im Mittel 13,5 h, 4jährige Kinder rund 11,5 h (einschließlich des Mittagsschlafes) und

10jährige etwa 9–10 h. Bei 13- bis 15jährigen sinkt der Schlafbedarf auf 8,5–9 h.

Die Schwierigkeit in der Beurteilung, ob eine Störung des Schlafes vorliegt, ergibt sich aus der Tatsache, daß ein anscheinend objektiver Befund vorliegt, nämlich die Aussage und Feststellung der Eltern.

In Wirklichkeit sind die Kinder gewöhnlich durch das Symptom gar nicht gestört. Gestört fühlen sich die Eltern in ihren Erwartungen. Durch eine Diagnostik mit dem *Schlaf-Standard* (Nr. 71) lassen sich vermeidbare von unvermeidbaren Störfaktoren abtrennen. Zu den vermeidbaren Ursachen gehören fehlerhafte Eßgewohnheiten, Lärm, unnötige Helligkeit, Fernsehen, ungünstige Schlafräume und u. U. auch ungeeignete Betten.

Unvermeidbare Störfaktoren sind Krankheiten, Schmerzen und Veränderungen der Lebensgewohnheiten (Wohnungswechsel), die in der Regel aber nur passagere Schlafstörungen auslösen. Zu den unvermeidbaren Einflüssen zählen natürlich auch chronische Erkrankungen, hirnorganische Prozesse und psychogene Störungen.

Therapie: Die Notwendigkeit einer Behandlung ergibt sich dann, wenn tatsächlich eine krankhafte Verhaltensweise vorliegt oder wenn die Störung der Nachtruhe den übrigen Familienmitgliedern auf Dauer nicht zumutbar ist.

Der primäre Versuch sollte der nichtmedikamentöse Weg durch Beratung, psychotherapeutische und verhaltenstherapeutische Führung sein. Nur in wenigen Ausnahmefällen kommen Medikamente zum Einsatz. Ich würde aber empfehlen, vor deren Anwendung den Kinderarzt zuzuziehen.

11.2.2 Angstneurosen [66, 123, 125, 169]

Bilder von **Angstneurosen** gehören zu den selteneren Beratungsergebnissen. Die Ängste oder Phobien, mit denen die Kinder vorgestellt werden, reichen von abnormer Schüchternheit bis zu realen oder eingebildeten Ängsten, die Gefühle einer existentiellen Bedrohung auslösen.

Nun wissen wir, daß Angst ein normaler Bestandteil unseres täglichen Lebens ist. Wir dürfen bei der Beurteilung derartiger Zustände also keinesfalls allzu schnell und leichtfertig eine krankhafte Störung klassifizieren. Deshalb erscheint mir in diesen Fällen die Zusammenarbeit mit dem kinderpsychiatrisch geschulten Kinderarzt von besonderer Wichtigkeit, damit normale alterstypische Ängste von neurotischen Störungen abgegrenzt werden und die notwendige Kombination von Psychotherapie und Psychopharmakotherapie fachgerecht durchgeführt wird.

Den **Pavor nocturnus** klassifiziert man unter Schlaflosigkeit. In der Regel handelt es sich um eine Durchschlafstörung, die Kinder haben bereits einige Zeit geschlafen.

Die **Therapie** besteht primär in der Beratung, die versucht, die auslösenden Faktoren zu ergründen. Meist ist nach deren Beseitigung keine medikamentöse Behandlung erforderlich.

11.2.3 Tic nerveuse [23, 86]

Tic-nerveuse-Bilder sind wohl insgesamt selten, werden von der Umgebung wegen der Auffälligkeit der Symptome jedoch als störend empfunden, während sie die Betroffenen selbst kaum wahrnehmen.

Tics sind kurzdauernde, sich häufig wiederholende Bewegungen, die in funktionell zusammengehörenden Muskelgruppen ablaufen. Die Bewegungsabläufe sind „sinnlos", sie werden durch Streßsituationen oder Anpassung verstärkt, eine willkürliche Unterdrückung gelingt nur kurze Zeit, im Schlaf werden sie nur selten beobachtet. Knaben sind häufiger betroffen als Mädchen.

Als Ursache kommen konstitutionelle, soziale Faktoren, überhöhte Leistungsanforderungen, für einen Teil der Kinder auch Störungen im dopaminergen Bereich extrapyramidal-motorischer Strukturen in Frage. Diese Kinder gehören in die Behandlung eines kinderpsychiatrisch geschulten Kinderarztes, da neben der medikamentösen Behandlung mit Tiaprid eine psychotherapeutische Begleittherapie notwendig ist.

11.3 Bewußtseinsstörungen, zerebrale Anfälle

11.3.1 Ohnmacht

„Ohnmacht" ist ein uncharakteristisches Symptom und wird klassifiziert, wenn jedes sonstige Krankheitszeichen fehlt. Meist besteht die Bewußtseinstrübung nur kurze Zeit und ist bereits vorüber, wenn die Untersuchung durch den Arzt erfolgt. Sinnvoll ist die programmierte Untersuchung mit dem *Ohnmachts-Standard* (Nr. 72).

Obwohl es sich um eine häufigere Beratungsursache handelt, sind Kinder insgesamt weniger beteiligt. Mädchen sind häufiger betroffen als Knaben. Auslösende Faktoren können Hyperventilation, Spannungsgefühl, hypotone Kreislaufregulationsstörungen, Hitzestau und längeres Stehen sein.

Therapie: Nach Ausschluß eines Anfallsleidens kommen therapeutisch allgemein roborierende Maßnahmen, evtl. auch eine medikamentöse „Kreislaufunterstützung" mit Dihydroergotamin in Frage.

11.3.2 Epilepsie-Bilder

Epilepsie-Bilder können von Absencen über komplizierte Fieberkrämpfe (vgl. B 1.1.1, S. 98) bis zu großen generalisierten Krampfanfällen mit nachfolgender Bewußtseinstrübung reichen.

Bei Verdacht auf ein Anfallsleiden ist die kinderneurologische Abklärung erforderlich. Die Therapie richtet sich nach dem Anfallstyp und ist kontinuierlich zu überwachen.

12 Sonstige Erkrankungen

Obwohl Braun mit der Einführung der *Zweidimensionalen fällestatistischen Systematik* die meisten Vorkommnisse einem von 11 „Fenstern" zuordnen konnte, blieb eine (wenig befriedigende) Restgruppe von Beratungsergebnissen übrig, die von ihm in einem 12. Fenster zusammengefaßt werden.

12.1 Gutartige Neubildungen [180, 183, 190]

Sonstige gutartige Neoplasien spielen als Beratungsergebnisse bei Kindern und Jugendlichen keine sehr große Rolle. Überwiegend handelt es sich um Neubildungen der Haut.

Zu den bisher nicht erwähnten seltenen Bildern, die zur Vorstellung von Kindern führen, gehören:

Das Bild eines Adenoma sebaceum bei Morbus Bourneville-Pringle, isolierte Café-au-lait-Flecken oder Neurofibrome bei Morbus Recklinghausen und Fibrome.

In der Regel ist eine Behandlung nur bei störenden kosmetischen Ereignissen notwendig, sie erfolgt fast immer beim Hautarzt.

Schwellungen und unklare Infiltrate werden entsprechend ihrer Lokalisation so lange offen gehalten geführt, bis sie − was oft der Fall ist − verschwunden sind oder sich ihre Ursache (Zyste, Hämatom, Hernie, Fehlbildung, u. ä.) eindeutig klassifizieren läßt.

Atherom-Bilder kommen bereits bei Jugendlichen vor der Pubertät vor. Meist sind diese am Kopf lokalisiert. Therapeutisch kommt nur die Exstirpation in Frage.

Uncharakteristische Lymphome treten bei Kindern häufig auf. Es handelt sich um unterschiedliche Lymphknotenvergrößerungen verschiedener ätiologischer Ursachen. Mit dem *Lymphknoten-Standard* (Nr. 77) erfolgt der Ausschluß abwendbarer gefährlicher Erkrankungen.

Die Entscheidung, ob eine Therapie erforderlich ist oder nicht, ergibt sich aus der Lokalisation und dem Verlauf.

12.1.1 Neubildungen der Brust [153, 184, 189]

Gutartige **Neubildungen der Brust** sind gelegentlich Beratungsergebnisse bei Heranwachsenden. Bei Mädchen ist es im Regelfall die einseitige beginnende

Brustentwicklung bei einsetzender Pubertät, die zum Arzt führt. Die besorgten Mütter sind schnell beruhigt, wenn ihre eigene Vermutung bestätigt werden kann.

Bei etwa der Hälfte der Knaben kommt es im Reifungsalter zu einer diskreten Pubertätsgynäkomastie. Diese bildet sich fast immer rasch zurück. Bei ausgeprägten und/oder persistierenden Brustdrüsenschwellungen ist die medikamentöse Behandlung unbefriedigend, meist bleibt nur die operative Behandlung.

Die neonatalen Brustdrüsenvergrößerungen bei beiden Geschlechtern sind harmlos, bedürfen keiner Therapie und bilden sich rasch spontan zurück.

Auszuschließen sind hormonelle Störungen und (selten auch) Tumoren. In allen unklaren Fällen empfiehlt sich die Vorstellung beim Kinderarzt.

Bilder von Lipomen kommen bei Kindern fast nicht vor.

12.1.2 Struma [160, 184, 189]

Bilder von Strumen sollten zur Abklärung der Ursache und zur Behandlung dem Kinderarzt zugewiesen werden.

Im Regelfall bestehen keine Zeichen einer Über- oder Unterfunktion des Organs. Eine familiäre Belastung ist meist nachzuweisen.

Das Ziel der Behandlung ist, eine Rückbildung der Struma zu erreichen und die häufige subklinische Hypothyreose zu kompensieren (vgl. A 2.1.4, S. 21).

12.1.3 Hämangiome [50, 99]

Hämangiome sind relativ seltene Beratungsursachen. Bei Kindern überwiegen planotuberöse und tuberonodöse Säuglingshämangiome. Oftmals erscheinen diese erst einige Wochen nach der Geburt.

Obwohl manchmal die Hämangiome an kosmetisch exponierten Stellen bestehen, sollte m. E. den Eltern unbedingt zum Zuwarten geraten werden. Langjährige Verlaufsbeobachtungen weisen aus, daß sich unbehandelte Hämangiome zwar langsamer zurückbilden als behandelte. Die endgültigen Ergebnisse waren allerdings bei den unbehandelten mindestens ebenso gut, oft sogar besser, als bei den behandelten Hämangiomen.

Für das Verständnis der Eltern ist die Kompetenz und Überzeugungskraft des behandelnden Arztes in diesen Fällen besonders wichtig; führt doch der langsame Verlauf zu wiederkehrendem Zweifel an der Richtigkeit des ärztlichen Rates.

Es empfiehlt sich, den Verlauf jährlich photographisch zu dokumentieren, weil sich aus den Bildern die Rückbildungstendenz oftmals besser ablesen läßt (Abb. 26).

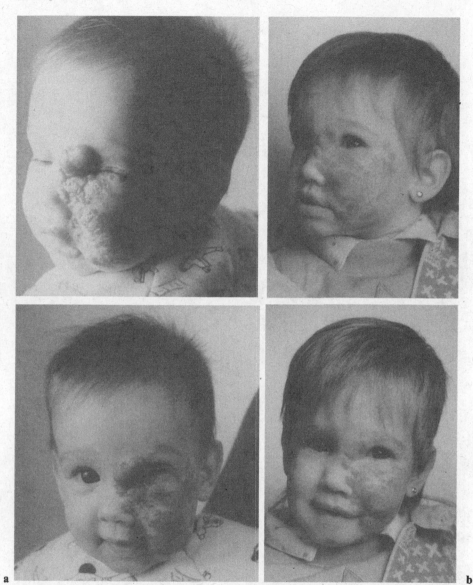

Abb. 26. Hämangiom-Serie, Aufnahmen (von vorn und seitlich), Dokumentation des gutartigen Verlaufs ohne therapeutische Intervention. Die Aufnahmen entstanden im Alter von 6 Monaten (**a**), 1,5 Jahren (**b**), 2,5 Jahren (**c**) und 3,5 Jahren (**d**) (1989–1992)

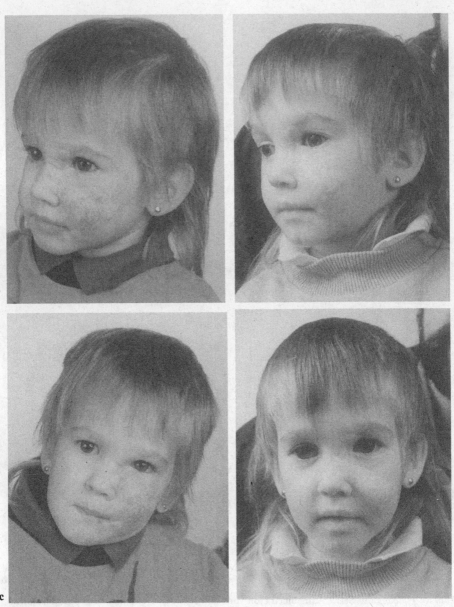

c   d

Abb. 26 c, d

12.2 Stoffwechselerkrankungen

12.2.1 Rachitis [184, 189]

Rachitis-Bilder gehören nicht mehr zu den regelmäßigen Ereignissen in der Praxis des Allgemeinarztes.

Wegweisende Hinweise auf eine Rachitis sind die Kraniotabes in der Okzipitalregion des Schädels, Epiphysenauftreibungen an Hand- und Fußgelenken, der rachitische Rosenkranz an den Rippen, allgemeine muskuläre Hypotonie und Blässe, gelegentlich Unruhe.

Die Diagnose wird durch Röntgenuntersuchungen, die Bestimmung des Phosphats, Kalziums und der alkalischen Phosphatase im Serum gesichert.

Zum Ausschluß rachitisähnlicher Erkrankungen empfiehlt sich die Vorstellung beim Kinderarzt.

12.2.2 Adipositas [156, 179]

Das Symptom der **Übergewichtigkeit** (vgl. A. 3.3.2) betrifft leider zunehmend auch Kinder und Jugendliche. Da die Definition der Adipositas nicht einheitlich ist, variieren die Angaben zur Verbreitung sehr stark.

Das Körpergewicht muß immer in Relation zur aktuellen Körpergröße beurteilt werden. Die normale Schwankungsbreite beträgt 10%. Werte, die 20% und mehr über dem durchschnittlichen Körpergewicht liegen, sind als krankhaft und demnach als behandlungsbedürftig anzusehen.

Neben dem Aspekt der Verhütung späterer Gesundheitsschäden sind die psychischen Auswirkungen für diese Kinder zu beachten.

Therapie: Die Gewichtsreduktion durch diätetische Maßnahmen allein ist häufig von Mißerfolgen oder Rückfällen begleitet. Einen dauerhaften Erfolg kann nur die unterstützende verhaltenstherapeutische Behandlung bringen. Eltern müssen darüber gründlich aufgeklärt werden. Nur wenn bei ihnen diese Einsichten geweckt werden können, ist mit positiven Ergebnissen zu rechnen.

Die Verhaltenstherapie sollte von einem geschulten Kinderarzt oder einem Spezialistenteam in Form von „Diätferien" durchgeführt werden.

12.2.3 Uncharakteristische Polydipsie

Die **uncharakteristische Polydipsie** bei ausgeschlossener organischer Ursache ist ein harmloses, regelmäßig vorkommendes Beratungsergebnis. Es handelt sich um eine angenommene Verhaltensweise. Bei entsprechend aufgeklärten Eltern läßt sich die Polydipsie schnell zur „Normalität" umkehren.

12.2.4 Diabetes [115]

Der **Diabetes mellitus** ist die häufigste endokrine Störung. Von den verschiedenen Formen kommt im Kindesalter nur der Typ I („early-onset diabetes") vor. Er ist insulinpflichtig.

Die Diagnose des manifesten Diabetes erfordert genauso wie beim Erwachsenen die Anamnese, die auf das Krankheitsbild hinweisen kann (z. B. Polyurie, Polydipsie, Müdigkeit, Heißhunger, Verhaltensauffälligkeiten, Gewichtsverlust, Bauchschmerzen). Blutzuckerwerte von über 120 mg% [2] an 2 oder mehr Tagen sind praktisch beweisend für einen manifesten Diabetes.

Die weitere Abklärung und Ersteinstellung des kindlichen Diabetes wird immer in einer geeigneten Kinderklinik vorgenommen, die die Patientenführung auch später ambulant vornehmen kann.

Die Therapie besteht in der Diät, der Insulinbehandlung und der regelmäßigen körperlichen Bewegung.

Während des stationären Aufenthalts müssen Eltern und Kind geschult werden, damit sie die Behandlung dann zu Hause selbständig weiterführen können. Wichtig ist das Führen eines Tagebuches mit den Laborwerten und der Insulindosis. Die Kontrollen müssen anfangs engmaschig sein: vierteljährlich ist das HbA_1 zu kontrollieren, wenigstens einmal jährlich sind augenärztliche Kontrollen angezeigt, zahnärztliche Kontrollen 2mal jährlich.

Ich verzichte bewußt an dieser Stelle auf Einzelheiten der Insulinbehandlung und der Diät, weil ich der Meinung bin, daß die Patienten primär von einem Zentrum mit einer Spezialambulanz betreut werden sollten. Die Tatsache, daß höchstens ein Drittel aller Patienten optimal eingestellt ist, beunruhigt deshalb, weil das Risiko einer Angiopathie für viele Kinder eine erhebliche Verkürzung ihrer Lebenszeit bedeutet. Ich glaube, daß nur die enge Zusammenarbeit zwischen niedergelassenem Arzt und Spezialambulanz auf Dauer bessere Ergebnisse als die heute registrierten erbringen kann.

12.3 Kopfschmerzen, Migräne [85, 110]

Uncharakteristische Kopfschmerzen sind ein häufiges Beratungsergebnis. Auch Kinder klagen über dieses zunächst uncharakteristische Symptom. Bislang fehlen breit angelegte Studien, die über die Häufigkeit dieser Schmerzen bei Kindern eine Aussage erlauben. Nach skandinavischen Untersuchungen leiden 37% der Kinder bis zum 7. Lebensjahr und 69% der 14jährigen an Kopfschmerzen. Pothman et al. [108] fanden das Symptom in einer Gruppe von Schulanfängern bei rund 10% der Befragten. Bei dieser Untersuchung fiel auf, daß der Anteil der Kinder, bei denen unspezifische Schmerzbehandlungen durchgeführt wurden, fast ein Drittel betrug. Diese Zahlen sind beunruhigend

---

[2] 1 mg% = 0,41 mmol/l.

hoch! Darum sollen noch einmal die wichtigsten *Ursachen für Kopfschmerzen im Kindesalter* aufgeführt werden:

- Sie treten als Prodromalerscheinungen bei einer Vielzahl von Infekten auf und begleiten akute wie chronische Entzündungen im Bereich der Nebenhöhlen, Ohren und Meningen.
- Kopfschmerzen können auch Ausdruck von erhöhtem Schädelinnendruck bei Tumoren oder Hydrozephalus sein.
- Sie finden sich bei arterieller Hypertonie und Hypotonie, Refraktionsanomalien, aber auch bei psychischen Fehlentwicklungen.

Die programmierte Untersuchung mit dem *Kopfschmerz-Standard* (Nr. 70) erlaubt die Unterscheidung der *symptomatischen begleitenden* Kopfschmerzen von den *uncharakteristischen* Kopfschmerzen.

Therapie: Im Vordergrund steht die Behandlung einer möglichen Grunderkrankung. Begleitend kann kurzfristig die Schmerzbehandlung mit Parazetamol (0.1 – 0,5 g) oder Azetylsalizylsäure (0,1 – 0,5 g) notwendig werden.

Auch bei den als vasomotorisch angesehenen Kopfschmerzen werden diese Analgetika eingesetzt. Von einer frühzeitigen Gewöhnung ist jedoch nachdrücklich zu warnen!

Migräne-Bilder werden bereits bei Kindern – wenn auch selten – klassifiziert.

Die Erkrankung tritt familiär gehäuft auf. Typisch ist der rasch einsetzende, oft nur einseitige Kopfschmerz. Hinzu kommen Übelkeit, Erbrechen, Licht- und Lärmscheu. Komplizierend treten visuelle oder andere neurologische Erscheinungen und Ausfälle auf.

Die Klassifizierung sollte vom Kinderneurologen überprüft werden. Die Behandlung der Kinder erfolgt vorteilhaft medizinisch-psychologisch kombiniert. Ein relativ hoher Prozentsatz der Kinder leidet auch noch im Erwachsenenalter unter der Migräne.

Für die medikamentöse Behandlung eignet sich Ergotamin (0,2 mg) oder Koffein (100 mg), auch in der Kombination als Cafergot oder Cafergot PB.

Die Intervallbehandlung richtet sich nach der Anfallshäufigkeit. Kinder und Jugendliche mit 2 oder mehr Migräneanfällen pro Jahr sprechen auf die prophylaktische Therapie mit Ergotamin besser an als Erwachsene. Man verordnet Dihydroergotamin 3mal 0,2 mg/Tag. Ebenfalls gut geeignet ist Propranolol 15 – 20 mg 3mal/Tag.

Daneben ist die Psychotherapie wichtig.

Frühzeitig muß, besonders bei den „Problempatienten", der Verhaltenstherapeut eingeschaltet werden. Unabdingbar ist eine große Erfahrung auf diesem Gebiet. Es ist wichtig, möglichst frühzeitig das Spezialistenteam einer Schmerzambulanz einzuschalten.

12.4 Sonstige Erkrankungen des Bewegungsapparates

12.4.1 Fußübel [77, 94]

Nur selten werden Kinder wegen des unspezifischen Symptoms „kalte Füße"
vorgestellt. Als Ursache ist bei Kindern im Regelfall eine unzureichende oder
gar unpassende Schuhversorgung festzustellen.

Zur Anpassung von Kinderschuhen s. auch Abschnitt A 2.1.4, S. 21.

Bilder von Senkfüßen kommen im Kindesalter vor; i. allg. handelt es sich
um leichtere Formen eines **Plattfußes.** Häufiger kommt eine kombinierte Haltungsanomalie vor, der **Knick-Senk-Fuß.** Er wird beim Beginn des Laufens am
häufigsten angetroffen. Fast immer verschwindet er zum Ende des Wachstums.
Wenn die Kinder im Zehenstand untersucht werden, sieht man bei den leichteren Formen eine normale Bogenbildung des Fußgewölbes, und die Ferse geht
aus der ursprünglichen Valgusstellung in eine Varusposition.

Eine Einlagenversorgung ist nur in extrem ausgeprägten Fällen notwendig,
sinnvoll ist allenfalls Fußgymnastik. Sehr wichtig ist die Aufklärung der Mütter über die Notwendigkeit passenden Schuhwerks für die Kinder. Bei jedem
Schuhkauf ist der Fuß nach dem „Weitenmaßsystem" (WMS) zu vermessen.
Kinder sollten nur WMS-Schuhe tragen.

Spreizfüße sind bei Kindern ein seltenes Beratungsergebnis. Sie entwickeln
sich erst zum Abschluß des Wachstums. Die Beschwerden, wie sie beim Erwachsenen bekannt sind, bestehen bei Kindern und Jugendlichen selten. Auch
hier erfolgt sinnvollerweise eine Fußgymnastik. Auf passendes Schuhwerk ist
zu achten.

12.4.2 Haltungsanomalien

Haltungsanomalien sind seltenere Beratungsergebnisse in der Allgemeinpraxis.
Meistens liegen harmlose Störungen und Bewegungsarmut zugrunde. Bei **Haltungsanomalien** sind immer organische Störungen auszuschließen. Insbesondere bei Säuglingen und kleineren Kindern können Abweichungen oder auffällige Haltungen auf behandlungsbedürftige Krankheiten hinweisen. Wenn es
sich nicht um vorübergehende oder eindeutig harmlose Erscheinungen handelt, sollten diese Kinder dem Kinderarzt vorgestellt werden.

12.4.3 Ganganomalien

Ganganomalien sind sehr seltene Beratungsergebnisse in der Allgemeinpraxis.
Zu trennen sind die akut auftretenden von permanent bestehenden Gangstörungen. Es gibt sehr viele Ursachen, die von den akut entzündlichen über chronisch-entzündliche bis zu neurologischen und degenerativen Auslösern reichen. Die Seltenheit birgt die Gefahr in sich, einen *abwendbaren gefährlichen
Verlauf* (AGV) zu übersehen. Deshalb empfiehlt sich die Vorstellung beim Kinderarzt.

Sonstige statische Beschwerden sind bei Kindern selten. Manchmal klagen Kinder über **uncharakteristische Beinbeschwerden** im Rahmen länger andauernder Belastungen. Neben Achsenfehlstellungen sollten auch Erkrankungen des Hüftgelenks ausgeschlossen werden. Es empfiehlt sich die Vorstellung beim Spezialisten.

Gelegentlich klagen Jungen über **Rückenbeschwerden**, bei denen an eine beginnende **Bechterew-Erkrankung** zu denken ist. Diese unklaren Fälle sollten einem Spezialisten vorgestellt werden.

12.4.4 Trichterbrust [41]

Eine **Trichterbrust** wird in der Praxis nicht regelmäßig häufig diagnostiziert.

Früher wurde nur dann operiert, wenn kardiale und pulmonale Funktionseinschränkungen vorlagen. Heute werden auch jene Fälle operativ korrigiert, bei denen dies nicht der Fall ist. Die psychologische Beeinträchtigung durch den Befund stellt die gleichwertige Operationsindikation dar. Als Operationszeitpunkt gilt das 2.–6. Lebensjahr, ein Zeitraum also, der vor den später einsetzenden Hänseleien und Verspottungen in Kindergarten und Schule liegt.

12.5 Uncharakteristische Schwäche und Mattigkeit

Ehe man **uncharakteristische Schwäche und Mattigkeit** klassifiziert, muß vorher – am besten mit der *Tabula diagnostica* (Nr. 67) – sorgfältig untersucht werden. Auszuschließen sind bei Kindern in erster Linie somatische Ursachen, obgleich auch **psychoreaktive Vorgänge** und selten auch **Psychosen** die Auslöser sein können.

Im somatischen Bereich müssen Infektionen, Atemwegserkrankungen, Herzfehler, Stoffwechselerkrankungen, endokrine Fehlsteuerungen, Anämien und hirnorganische Erkrankungen berücksichtigt werden.

Deuten sich psychoreaktive Verhaltensweisen an, empfiehlt sich die Vorstellung beim Kinderarzt zur Einleitung einer entsprechenden Psychotherapie.

12.6 Anämie

Anämie-Bilder sind im Kindesalter häufig. Etwa 90% aller Anämien sind Eisenmangelanämien, dennoch sind andere Ursachen in die Abklärung einzubeziehen.

Wenn die Diagnose nicht mit eigenen Mitteln sichergestellt werden kann, sollten die Kinder frühzeitig einem hämatologisch spezialisierten Kinderarzt (in der Regel an der Klinik) vorgestellt werden.

Bei der **Eisenmangelanämie** steht die Behandlung der Grundstörung im Vordergrund. Die orale Therapie wird am besten mit 2wertigen Eisenpräpara-

ten durchgeführt. Wenn die Behandlung nicht anspricht, muß unbedingt die
Klassifizierung überprüft werden.

12.7 Anorexie [66, 193]

Anorexie-Bilder (vgl. A 3.3.1) kommen bei einer Reihe von Erkrankungen begleitend vor und bessern sich mit fortschreitendem Erfolg der Behandlung der
Grunderkrankung. Die passageren Appetitstörungen bedürfen in aller Regel
keiner gesonderten Behandlung.

Kleinere Kinder werden gelegentlich wegen Appetitstörungen vorgestellt,
ohne daß ein anderer krankhafter Befund zu erheben wäre. In diesen Fällen
hat sich meist ein Fehlverhalten von Eltern und Kindern entwickelt: Die Kinder
bekommen zahlreiche Zwischenmahlzeiten, wie Kekse und Schokolade, so daß
sie zu den vorgesehenen Hauptmahlzeiten satt sind. Mit einigem Verständnis
läßt sich dieses Symptom rasch beseitigen.

Bei jungen Mädchen (Phase der Pubertät), seltener bei Knaben, kennt man
die **Anorexia nervosa**, ein schweres Krankheitsbild, bei dem sich die Kranken
buchstäblich „zu Tode" hungern können. Bei Verdacht auf eine Anorexia nervosa (Pubertätsmagersucht) ist die sofortige stationäre Behandlung in einer
Fachklinik anzustreben, insbesondere dann, wenn die Gewichtsabnahme bereits dramatische Formen angenommen hat.

12.8 Sexualprobleme [12, 171]

Sexualprobleme betreffen in zunehmendem Maß auch Jugendliche. Die sexuelle Liberalisierung ermöglicht auch den Heranwachsenden frühe sexuelle Erfahrungen.

Obwohl heute frühere sexuelle Kontakte und Erfahrungen bei den Jugendlichen bestehen, verlaufen viele dieser Kontakte keineswegs weniger angstbeladen oder problemloser als früher.

Die Angst vor einer HIV-Infektion spielt dabei bislang offenbar keine bedeutende Rolle. Vordergründig ist ein sexueller Leistungsdruck mit Angst vor
dem Versagen, sind Überbetonung von äußerlichen Funktionsmerkmalen und
Festhalten an überkommenen Geschlechterrollen. Es wäre falsch, diese Probleme nicht ernst zu nehmen oder zu bagatellisieren.

Nur die fundierte Aufklärung, Sexualberatung und Kontrazeption verhindern, daß Fehlverhalten in späteren Jahren entsteht. Darum sollten diese Jugendlichen behutsam interdisziplinär geführt werden.

12.9 „Gestörtes" Kind

„Gestörtes" Kind ist ein Begriff, den Braun [181] für eine uncharakteristische Symptomatik verwendet, die keinem der anderen 11 Fenster zuzuordnen ist.

Darunter fallen uncharakteristisches Schreien von jungen Säuglingen zu bestimmten Tagesstunden genauso wie Kinder, die vorgestellt werden, weil sie den Eltern „halt irgendwie nicht gefallen". Auch Schulschwierigkeiten (vgl. A 7.9) werden mitunter zunächst derartig von den besorgten Eltern umschrieben.

Die programmierte Untersuchung mit der *Tabula diagnostica* (Nr. 67) oder dem *Fieber-Standard* (Nr. 1) wird meist die vermutete Harmlosigkeit oder ausnahmsweise einen krankhaften Befund rasch erkennen lassen.

Diagnostische Programme in der Allgemeinmedizin

Übersicht 1. Diagnostisches Programm Nr. 1: „Fieber-Standard". (Aus [182])

Programm
– für Uncharakteristische Fieberfälle (UF) und deren fieberfreie Varianten (Afebrile Allgemein-reaktion/AFAR). Braun RN (1964) Med. Welt 154:1320–1328 Modifikation von Braun RN, Danninger H (1989) („**Fieber-Standard**")

Subjektiv	Objektiv
Beratungsursache	Inspektion Körper/Beine (Erysipel etc.)
erster Eindruck (schwerkrank)	Nasensekretion
schon gehabt	Kopfbeugung frei
gleich/besser/schlechter	Nasennebenhöhlen druckschmerzhaft
frühere Diagnostik	Halsdrüsen
frühere Bezeichnung	Mund/Rachen
frühere Therapie	Otoskopie (Kleinkind)
Bettruhe (krank) seit	Lungenperkussion
Fieberhöhe (ax./rekt.), -dauer	Lungenauskultation
Mattigkeit	Herzauskultation
Appetitlosigkeit	Abdomen palpatorisch
Schlafstörungen	Nieren klopfempfindlich
Frösteln/Schweiße	Labortests
Ausschlag	sonst auffällig
andere Allgemeinerscheinungen	
Schnupfen, anfangs Niesen	**Beratungsergebnis**
Husten, Auswurf (klar/gelb)	
Halsschmerzen	**Maßnahmen**
Kopf-, Ohrenschmerzen	
Stamm-, Gliederschmerzen	
sonstige Schmerzen	
Erbrechen/Brechreiz	
Durchfall/Obstipation	
Pollakisurie/Algurie	
menstruelle Anomalien	
Tropenreise/AIDS-Möglichkeit	
Ängste (Furcht vor)	
Vermutung über Ursache/Art	
Selbstbehandlung	
sonst noch	

Sämtliche Programme sind dargestellt und ausführlich beschrieben in: Braun RN, Mader FH, Danninger H (1990) Programmierte Diagnostik in der Allgemeinmedizin. 82 Handlungsanweisungen für den Hausarzt. Springer-Verlag, Berlin Heidelberg New York Tokyo. Speziell zur Anwendung in der Praxis wurde eine Mappe für sämtliche 82 Programme einschließlich Benutzeranwendung entwickelt. Dadurch können in einfacher Weise mit bestimmten Symbolen Eintragungen über die subjektiven und objektiven Erhebungen gemacht und bei Kontrolluntersuchungen verglichen werden. Die einzelnen Programme der Mappe dienen neben der Qualitätskontrolle zugleich auch der optimalen Dokumentation. Programm-Mappe DM 60 inkl. MWSt und Versand über practica-Fortbildungsgesellschaft, 93150 Nittendorf.

Übersicht 2. Zusammenstellung der verwendeten 30 „Diagnostischen Programme" nach fortlaufender Programm-Nummer und Erwähnung auf den entsprechenden Seiten in diesem Buch

Programm Nr.	Kurzbezeichnung des Programms	Anwendung	erwähnt in diesem Buch auf Seite(n)
1	Fieber-Standard	für uncharakteristische Fieberfälle (UF) und deren fieberfreie Varianten (Afebrile Allgemeinreaktion/AFAR)	98, 99, 101, 102, 108, 112, 114, 119, 177
2	Husten-Standard	für den anscheinend leicht kranken, fieberhaften Patienten mit Husten als Leitsymptom	112, 113, 114, 115, 131
3	Halsschmerz-Standard	für den Patienten, der über scheinbar banale Halsschmerzen klagt und keine Allgemeinerscheinungen bietet	101, 102
5	Pseudo-Krupp-Standard	bei Stridor im Rahmen eines akuten, fieberhaften Geschehens (= Bild eines Pseudo-[Kehlkopf-] Krupps)	110
11	Gelenk-Standard	für uncharakteristische Arthropathien von 1–2wöchiger Dauer oder bei Therapieresistenz	119
21	Lymphadenitis-Standard	für über 1 Woche bestehende, schmerzende Lymphdrüsenschwellungen, bei denen sonstige Krankheitszeichen fehlen	122
22	Knieverletzungs-Standard	vorwiegend zur Differenzierung anscheinend leichter Verletzungen im Kniegelenkbereich	119, 126
30	Dyspnoe-Standard	Für das allgemeinmedizinische Vorgehen bei uncharakteristisch erscheinender Kurzatmigkeit	49, 131, 133
33	Hypotonie-Standard	zur allgemeinmedizinischen Diagnostik beim Anschein einer Hypotonie, auch nach einer akuten Kreislaufinsuffizienz unklarer Genese	134
34	Brechdurchfall-Standard	zur allgemeinmedizinischen Diagnostik bei offensichtlich leicht kranken Patienten mit bis zu 1 Woche bestehendem Erbrechen und/oder Durchfall	139
35	Brech-Standard	für die allgemeinmedizinische Diagnostik bei bereits seit einiger Zeit bestehendem, zeitweiligen Erbrechen	139, 140
36	Durchfall-Standard	für die allgemeinmedizinische Diagnostik bei etwa 1 Woche und länger andauerndem, häufigen Stuhlgang	139, 140
37	Kolik-Standard	für die allgemeinmedizinische Diagnostik bei uncharakteristisch erscheinenden Krämpfen im abdominellen Bereich	136
38	Oberbauch-Standard	für die allgemeinmedizinische Diagnostik bei uncharakteristischen Ober- und Mittelbauchbeschwerden	139

Übersicht 2 (Forts.)

Programm Nr.	Kurzbezeichnung des Programms	Anwendung	erwähnt in diesem Buch auf Seite(n)
39	Unterbauch-Standard	für die allgemeinmedizinische Diagnostik bei uncharakteristischen Krankheitszeichen mit Zentrum im Unter- und/oder Mittelbauch	139, 141
40	Bauchschmerz-Standard	für die allgemeinmedizinische Diagnostik bei diffusen oder völlig undifferenzierten Bauchbeschwerden	101, 139, 141
41	Stuhlverstopfungs-Standard	für die allgemeinmedizinische Diagnostik bei Personen, die − ohne sonstige Beschwerden − über trägen Stuhlgang klagen	136
44	Mastdarm-Standard	für die allgemeinmedizinische Diagnostik bei uncharakteristischen Schmerzen des unteren Mastdarmbereichs	138
45	Juckreiz-Standard	für die allgemeinmedizinische Diagnostik bei allgemeinem Pruritus ohne sonstige nennenswerte Krankheitszeichen	149
46	Haarausfall-Standard	für die allgemeinmedizinische Diagnostik bei uncharakteristischem, diffusen Haarausfall	151
47	Schwitz-Standard	für die allgemeinmedizinische Diagnostik bei uncharakteristischem Schwitzen am „ganzen" Körper	114
53	Pollakisurie-Standard	für die allgemeinmedizinische Diagnostik bei zunächst uncharakteristisch erscheinendem, häufigen Harndrang (Pollakisurie)	158
62	Epilepsie-Standard	zur allgemeinmedizinischen Diagnostik beim Anschein eines epileptischen Anfalls	108
67	Tabula diagnostica	für die allgemeinmedizinische Diagnostik bei einer Vielzahl uncharakteristischer allgemeiner und lokaler Beschwerden und/oder Krankheitszeichen	114, 134, 138, 175, 177
68	Adipositas-Standard	zur allgemeinmedizinischen Diagnostik bei uncharakteristischer Gewichtszunahme oder bei dauerndem, starken Übergewicht	34
69	Appetitlose Kinder-Standard	für die allgemeinmedizinische Diagnostik bei seelisch und körperlich gesund erscheinenden, angeblich „appetitlosen" Kindern	33
70	Kopfschmerz-Standard	für die allgemeinmedizinische Diagnostik bei uncharakteristischen Kopfschmerzen als Beratungsursache	108, 173
71	Schlaf-Standard	für die allgemeinmedizinische Diagnostik bei uncharakteristischer Schlaflosigkeit	165

Übersicht 2 (Forts.)

Programm Nr.	Kurzbezeichnung des Programms	Anwendung	erwähnt in diesem Buch auf Seite(n)
72	Ohnmachts-Standard	zur allgemeinmedizinischen Diagnostik bei uncharakteristischer, kurzdauernder Ohnmacht	166
73	Anfalls-Standard	für die allgemeinmedizinische Diagnostik bei uncharakteristischen Anfallsleiden aller Art	99
77	Lymphknoten-Standard	für die allgemeinmedizinische Diagnostik beim Anschein von uncharakteristischen, isolierten, einzelnen oder multiplen, kaum dolenten oder indolenten, vergrößerten Lymphknoten	122, 167

Literatur

1. Adam D (1988) Erysipel. In: Schweier P (Hrsg) Pharmakotherapie im Kindesalter, 4. neubearb. Aufl. Hans Marseille, München, S 311
2. Adam D (1988) Scharlach. In: Schweier P (Hrsg) Pharmakotherapie im Kindesalter, 4. neubearb. Aufl. Hans Marseille, München, S 827
3. Aichhorn A (1974) Psychoanalyse und Erziehungsberatung, Fischer, Frankfurt am Main
4. Bauer CP (1987) Die Säulen der medikamentösen Therapie. In: Congress Report Wander Pharma, 2. Nürnberger Symposium „Asthma bronchiale im Kindesalter"
5. Becker N (1982) Haltungsschäden. Therapiewoche 32/17:2299–2312
6. Berger M (1987) Kinder mit Schulproblemen in der kinderärztlichen Praxis. Sozialpädiatrie 9/12:857–860
7. Bergmann KCH (1990) Hausstaubmilbenallergie und Asthma. Pneumologische Akzente 28, Asta Pharma
8. Bergmann R, Bergmann K, Kollmann F et al (1977) Wachstum. Papillon, Wiesbaden
9. Berquet KH (1987) Schulmöbel müssen individuell angepaßt werden. Dtsch Ärtztebl 87/13:A1020–A1025
10. Biener K, Schatz J (1991) Vollwertkost. Medizin heute 4:58–60
11. Birnbaum R, Venbrocks R, Messler H (1987) Haltungsschäden und Skoliose. Kinderarzt 18/8:1027–1035
12. Bitzer J (1990) Kontrazeption, Sexualberatung und AIDS. Korasion 5/2:22–27
13. Blatt H (1989) Einführung der U9 ab 1.10.1989. Kinderarzt 20/10:1499–1501
14. Braun OH (1988) Akute Diarrhöen. In: Schweier P (Hrsg) Pharmakotherapie im Kindesalter, 4. neubearb. Aufl. Hans Marseille, München, S 214–229
15. Bruns R, Wiersbitzky S, Ladstätter L (1988) Neuere Erkenntnisse zum Erythema infectiosum (Ringelröteln). Kinderärztl Prax 56:59–66
16. Butenandt O (1989/1990) Somatotropin. Pädiatr Prax 39:808–809
17. Büttner DW, Hartmann MG (1988) Enterobiasis. In: Schweier P (Hrsg) Pharmakotherapie im Kindesalter, 4. neubearb. Aufl. Hans Marseille, München, S 259–260
18. Clemens P (1980) Akute Tonsillitis. Kinderarzt 11/3:396–397
19. Cremer HJ (1985) Bakterielle Hauterkrankungen. Kinderarzt 16/3:326–327
20. Cremer HJ (1985) Herpes zoster. Kinderarzt 16/12:1686–1687
21. Daschner F (1987) Säuglingsschwimmen. Pädiatr Prax 35:694–695
22. Dirschauer A (o.J) Aus der Praxis für Trainer, Betreuer, Sportler. Merckle Sport-Symposium
23. Eggers CH, Rothenberger A, Berghaus U (1988) Tic-Krankheit. Pädiatrie 1/1:51–57
24. Enders G (1987) Diagnostische Möglichkeiten des Viruslabors für den Kinderarzt. Kinderarzt 18/10:1328–1340
25. Ernst HJ (1981) Erkältungskrankheiten. Pädiatr Prax 25:511–518
26. Ewerbeck H (1979/1980) Schwimmen im Säuglingsalter. Pädiatr Prax 22:481–482
27. Eykmann W (1984) Das Schulkind im Beziehungsfeld der Ansprüche. Kinderarzt 15/4:526–530
28. Färber D (1988) Fremdkörperaspiration. In: Schweier P (Hrsg) Pharmakotherapie im Kindesalter, 4. neubearb. Aufl. Hans Marseille, München, S 341–342
29. Friedjung JK (1987) Die Pathologie des einzigen Kindes. Kinderarzt 18/8:1051–1056
30. Gädeke R (1988) Fieber. In: Schweier P (Hrsg) Pharmakotherapie im Kindesalter, 4. neubearb. Aufl. Hans Marseille, München, S 327–328
31. Gädeke R (1988) Verbrennung, Verbrühung. In: Schweier P (Hrsg) Pharmakotherapie im Kindesalter, 4. neubearb. Aufl. Hans Marseille, München, S 936–939

32. Gladel W (1987) Zur Ätiologie von Haltungsschäden im Säuglingsalter. Kinderarzt 18/4:520–523

33. Goetz O (1988) Exanthema subitum. In: Schweier P (Hrsg) Pharmakotherapie im Kindesalter, 4. neubearb. Aufl. Hans Marseille, München, S 318

34. Gösslbauer JP, Nikolaus E (1982) Zur medikamentösen Beeinflussung der Konzentrations- und Intelligenzleistungen sowie des Verhaltens von Schulkindern. Psychol Erzieh Unterricht 29:286–287

35. Harms HK (1988) Azetonämisches Erbrechen. In: Schweier P (Hrsg) Pharmakotherapie im Kindesalter, 4. neubearb. Aufl. Hans Marseille, München, S 300

36. Hartung K (1988) Schulschwierige Kinder. Sozialpädiatrie 10/1:59–62

37. Hartung K (1988) Schulschwierige Kinder. Sozialpädiatrie 10/2:136–138

38. Haug-Schnabel G (1988) Verhaltensbiologische Gesichtspunkte des Fernsehens im Kleinkindesalter. Sozialpädiatrie 10/1:54–56

39. Haug-Schnabel G (1990) Geheime Miterzieher aus der Flimmerkiste? Pais 9/1:1–4

40. Haug-Schnabel G (1990) Fernsehen für Kleinkinder. Ungeheuer populär – wenig geeignet. Kindergarten heute 20/6:12–17

41. Hecker CH (1985) Operative Behandlung der Kiel- und Trichterbrust. Pädiatr Prax 31:527–534

42. Hecker CH (1988) Hydrozelen. Pädiatr Prax 37:677–678

43. Hellbrügge T (1986) Fernsehen – Gefahr für Kindergesundheit. Sozialpädiatrie 8/1:5–8

44. Helwig H (1986) Zusammenhang einer Erregerart und bestimmten Exanthemen. Pädiatr Prax 33:473–474

45. Hofmann D (1990) Asthma bei Kindern: Ein Consensus bewährt sich. Asthma Bronchitis Emphysem 8/5:1–3

46. Hohenauer L (1984) Gedanken zur familiären Erziehung der Kinder von heute. Kinderarzt 15/4:526–530

47. Hooser B van, Crawford LV (1989) Allergiediäten für Säuglinge und Kinder. Compr Ther 15:38–47

48. Huber A (1988) Fluor. In: Schweier P (Hrsg) Pharmakotherapie im Kindesalter, 4. neubearb. Aufl. Hans Marseille, München, S 335–339

49. Huber EG (1988) Sport im Kindes- und Jugendalter aus ärztlicher Sicht. Hans Marseille, München

50. Hundeiker M (1988) Hämangiome. In: Schweier P (Hrsg) Pharmakotherapie im Kindesalter, 4. neubearb. Aufl. Hans Marseille, München, S 384–385

51. Jacobi G (1988) Fieberkrampf. In: Schweier P (Hrsg) Pharmakotherapie im Kindesalter, 4. neubearb. Aufl. Hans Marseille, München, S 331–334

52. Jahnke HE (1988) Transport- und Fortbewegungsmittel in den ersten Kinderjahren. Sozialpädiatrie 10/10:719–720

53. Jovanovic UJ (1974) Schlaf und Traum. Fischer, Stuttgart

54. Jüngst BK (1987/1988) Was ist der Muskelkater? Pädiatr Prax 36:276

55. Jüngst BK, Stopfkuchen H, Schranz D, Werum R (1984) Die orthostatische Dysregulation – ein Leiden mit vielen Symptomen. Sozialpädiatrie 6/5:248–253

56. Karch D, Nützenadel W, Kienle X (1988) Phosphatarme Diät bei hyperaktiven Kindern. Kinderarzt 19/10:1319–1324

57. Kersten W (1990) Aktueller Stand der Diagnostik und Therapie allergischer Atemwegserkrankungen. Pneumologische Notizen 1:11–15

58. Klimt F (1984) Empfehlungen, Richtlinien, Anordnungen und Handhabung von Schulsportbefreiungen. Sozialpädiatrie 6/1:28–37

59. Klimt F (1986) Wachstum, Körperbau und Sport. Kinderarzt 17/4:521–524

60. Klimt F (1988) Wissenswertes über die Inhalte des Zweiten Aktionsprogramms für den Schulsport. Kinderarzt 19/2:173–178

61. Klimt F (1988) Fußballsport schon im frühen Kindesalter? Kinderarzt 19/6:775–780

62. Klimt F (1990) Zur Problematik des Baby-Schwimmens. Kinderarzt 21/10:1466–1472

63. Klimt F, Eilkard D (1983) Beanspruchung der Kinder durch Traglasten. Sozialpädiatrie 5/1:14–20

64. Knoop U, Welterbach W (1989) Ursachen des Minderwuchses bei ambulanten Kindern. Kinderheilkunde 137:37–42

65. Knorr D (1986/1987) Kommentar zu: Der Beitrag von jodiertem Speisesalz zur Jodversorgung von Kindern. Pädiatr Prax 34:218

66. Knölker U (1986) Zwangssyndrome im Kindes- und Jugendalter. Kinderarzt 17/9:1235–1236

67. Koelschtzky W (1981) Haltungs- und Fußschäden im Schulalter. Das öffentliche Gesundheitswesen 46/6:272–275

68. Kommerell G (1987) Therapieempfehlungen bei Strabismus. Pädiatr Prax 34:665–666

69. Kosenow W (1986) Das Exanthem-Gesicht. Kinderarzt 17/10:1418–1420

70. Kucharz E (1987) Ranzen, Rucksack, Rückenschmerzen. Medizin heute 5:8–15

71. Larbig-Bötticher (1988) Endokarditisprophylaxe. Sozialpädiatrie 10/1:38–42

72. Lischka A, Groh CH, Nürnberger N, Schubert MT, Tatzer E (1987/1988) Enuresis im Kindesalter. Pädiatr Prax 36:81–88

73. Lübbe C (1986) Also weg mit den heiligen, harten Matratzen. Kinderarzt 17/4:572–574

74. Madersbacher H (1985/1986) Die isolierte Pollakisurie. Pädiatr Prax 32:44

75. Maier E (1981) Fußschäden lassen sich vermeiden. In: Unsere Kinder – fit fürs Leben, Bundesvereinigung für Gesundheitserziehung, Bonn Bad Godesberg

76. Maier E (1982) Die Reifung des Kinderfußes. Sozialpädiatrie 4/2:67–70

77. Maier E (1987) Anforderungen an einen Kinderfreizeitschuh. Sozialpädiatrie 9/10:695–701

78. Maier E (1988) Studien zum Wachstum des Fußes. Sozialpädiatrie 10/10:701–708

79. Maier E (1989) 25 Jahre Kinderschuhreform: Was wurde erreicht? Sozialpädiatrie 11/10:712–717

80. Maltzahn V von (1976) Variationsbreiten in der Praxis. Pädiatr Prax 17:387–399/587–595

81. Mantel K (1988) Krupp-Syndrom. In: Schweier P (Hrsg) Pharmakotherapie im Kindesalter, 4. neubearb. Aufl. Hans Marseille, München, S 576–578

82. Manz F, Kersting M, Weber P (1986/1987) Der Beitrag von jodiertem Speisesalz zur Jodversorgung von Kindern. Pädiatr Prax 34:213–218

83. Marées H de (1981) Sportphysiologie. Medizin von heute, Troponwerke

84. Martinius J (1988) Psychopharmaka bei Kopfschmerzen? Sozialpädiatrie 10/1:18–20

85. Martinius J (1988) Kopfschmerz. In: Schweier P (Hrsg) Pharmakotherapie im Kindesalter, 4. neubearb. Aufl. Hans Marseille, München, S 561–562

86. Martinius J (1988) Tic. In: Schweier P (Hrsg) Pharmakotherapie im Kindesalter, 4. neubearb. Aufl. Hans Marseille, München, S 898–899

87. Mau H (1982) Die sogenannte Säuglingsskoliose: Ätiopathogenese und Frühdiagnose. Therapiewoche 32:2262–2266

88. Märker H (1989) Phosphatarme Diät von hyperaktiven Kindern. Kinderarzt 20/3:361

89. Merz M (1986) Zur Anwendung von Psychopharmaka in der vorwiegend psychotherapeutisch orientierten kinderpsychiatrischen und kinderärztlichen Praxis. Kinderarzt 17/2:223–229

90. Mietens C (1977) Neuere virale Exanthemkrankheiten und ihre Differentialdiagnose. Pädiatr Prax 18:91–100

91. Mietens C (1989) Erythema infectiosum und andere Manifestationen der Infektion durch humanes Parvovirus B19. Pädiatr Prax 38:683–688

92. Milatovic D, Adam D, Braveny J (o. J) Tonsillopharyngitis. Bristol Arzneimittel, Neu-Isenburg

93. Moll H, Ries JH (1971) Pädiatrische Unfallfibel. Springer, Berlin Heidelberg New York

94. Moulin P (1987) Fußdeformitäten. Pädiatr Prax 35:676–678

95. Nestle Nutrition (Hrsg) (1985) Die Ernährung des Säuglings und Kleinkindes. Raven, New York

96. Niessen KH (1986) Kinderfeindlichkeit oder was sonst? Kinderarzt 17/12:1811–1816

97. Nürnberger N, Lischka A, Groh C (1987/1988) Enuresis im Kindesalter. Pädiatr Prax 36:259–265

98. Olbing H (1987/1988) Primäre isolierte Enuresis nocturna. Pädiatr Prax 36:491–498

99. Omran G, Schrudde J, Niermann W (1989) Klassifikation und Behandlung der Hämangiome. Kinderarzt 20/9:1212–1216

100. Opitz H, Rudder B de (1957) Pädiatrie, ein Lehrbuch für Studierende und Ärzte. Springer, Berlin Göttingen Heidelberg

101. Ortner R, Stork B (1980) Zur Frage der gesundheitlichen Belastung von Grundschulkindern durch das Schulbusfahren. Universität Bamberg
102. Palitzsch D (1985) Die Behandlung des sogenannen Pseudokrupps (stenosierende Laryngitis). Pädiatr Prax 31:649−651
103. Parmelee AH (1961) Sleep patterns in infancy. Acta Pediatr Uppsala 50:160
104. Petersen D (1982) Der lockere kindliche Knick-Senkfuß. Pädiatr Prax 26:495−500
105. Petrykowski W von (1986/1987) Jodsalzprophylaxe. Pädiatr Prax 34:146
106. Piel G (1991) Erziehungsziele von heute für die Welt von morgen. TW Pädiatrie 4:307−308
107. Pirsig W (1988) Epistaxis. In: Schweier P (Hrsg) Pharmakotherapie im Kindesalter, 4. neubearb. Aufl. Hans Marseille, München, S 289−299
108. Pirsig W (1988) Akute Otitis. In: Schweier P (Hrsg) Pharmakotherapie im Kindesalter, 4. neubearb. Aufl. Hans Marseille, München, S 723−725
109. Pirsig W (1988) Zerumen. In: Schweier P (Hrsg) Pharmakotherapie im Kindesalter, 4. neubearb. Aufl. Hans Marseille, München, S 1017
110. Pothmann R, Wolff M, Frankenberg S (1989/1990) Brauchen wir Schmerzambulanzen für Kinder? Pädiatr Prax 39:211−224
111. Rahe M (1985) Blutdruckmessung bei Kindern und Jugendlichen. Allgemeinarzt 7:535−542
112. Rautenberg HW (1988) Hypertonie. In: Schweier P (Hrsg) Pharmakotherapie im Kindesalter, 4. neubearb. Aufl. Hans Marseille, München, S 487−492
113. Rautenberg HW (1988) Hypotonie. In: Schweier P (Hrsg) Pharmakotherapie im Kindesalter, 4. neubearb. Aufl. Hans Marseille, München, S 514−516
114. Rautenberg HW (1988) Orthostase-Syndrom. In: Schweier P (Hrsg) Pharmakotherapie im Kindesalter, 4. neubearb. Aufl. Hans Marseille, München S 712−713
115. Regling B (1985/1986) Langzeittherapie diabetischer Kinder und Jugendlicher heute: Anspruch, Wirklichkeit, Methode. Pädiatr Prax 32:223−230
116. Reinhardt B (1990) Präventivmaßnahmen gegen Wirbelsäulenerkrankungen im Kindesalter. Sozialpädiatrie 12/11:822−827
117. Ries H (1986) Frühdiagnostik von Hör- und Sprachstörungen. Pädiatr Prax 33:490−491
118. Ring J (o. J.) Angewandte Allergologie. MMW-Medizin Verlag, München
119. Ritter R (1988) Akute Bronchitis. In: Schweier P (Hrsg) Pharmakotherapie im Kindesalter, 4. neubearb. Aufl. Hans Marseille, München, S 164−165
120. Ritter R (1988) Atypische Pneumonie, abszedierende Pneumonie, lobäre Pneumonie, chronische Pneumonie, Allgemeinbehandlung. In: Schweier P (Hrsg) Pharmakotherapie im Kindesalter, 4. neubearb. Aufl. Hans Marseille, München, S 759−767
121. Ritter R (1988) Sinubronchitis. In: Schweier P (Hrsg) Pharmakotherapie im Kindesalter, 4. neubearb. Aufl. Hans Marseille, München, S 852−853
122. Sänger L (1987) Diagnostik und Therapie bei rezidivierenden Kniegelenksergüssen. Pädiatr Prax 35:84
123. Schmidt HM (1984) Schlafstörungen bei Kindern und Jugendlichen. Dtsch Ärztebl 81/17:1373−1377
124. Schmidt M (1988) Enuresis. In: Schweier P (Hrsg) Pharmakotherapie im Kindesalter, 4. neubearb. Aufl. Hans Marseille, München, S 263−264
125. Schmidt M (1988) Pavor nocturnus. In: Schweier P (Hrsg) Pharmakotherapie im Kindesalter, 4. neubearb. Aufl. Hans Marseille, München, S 736
126. Schmidt-Voigt J (1984) Hypotonie − tägliches Problem in der ärztlichen Praxis. In: Schwerpunkt Medizin, Selecta 7/3:1−3
127. Scholz D (1983) Die „Freistellung" vom Schulsport aus schulärztlicher Sicht. Sozialpädiatrie 5/7,8:360−366
128. Scholz D (1987) Der Schularzt als Partner des Lehrers beim schulschwierigen Kind. Sozialpädiatrie 9/12:832−833
129. Schöch G (1985) Leitsätze zur Säuglingsernährung. Dtsch Ärztebl 82/22:1712−1714
130. Schriever J (1988) Pharyngitis. In: Schweier P (Hrsg) Pharmakotherapie im Kindesalter, 4. neubearb. Aufl. Hans Marseille, München, S 941
131. Schultze E-G (1987) Urlaub mit Kindern − Lebensalter, Klimagebiet. Sozialpädiatrie 9/5:327−330

132. Schultze-Wernighaus G (1989) Das allergische Asthma. Pneumologische Akzente 24, Asta Pharma
133. Schuster R, Thal W (1991) Aktuelle Aspekte in der Therapie des Asthma bronchiale im Kindesalter. Sozialpädiatrie 13/2:94–98
134. Schütze U (1989) Freizeitsportverletzungen. Pädiatr Prax 38:715–721
135. Schwenk HU (1988) Tonsillektomie, Tonsillenhypertrophie, chronische Tonsillitis. In: Schweier P (Hrsg) Pharmakotherapie im Kindesalter, 4. neubearb. Aufl. Hans Marseille, München, S 902–903
136. Simon C (1988) Keuchhusten. In: Schweier P (Hrsg) Pharmakotherapie im Kindesalter, 4. neubearb. Aufl. Hans Marseille, München, S 553–554
137. Singer H (1979/1980) Rezidivierende Bauchschmerzen. Pädiatr Prax 22:530
138. Singer H (1980) Vorhautverwachsungen. Pädiatr Prax 23:91–92
139. Singer H (1988) Balanitis. In: Schweier P (Hrsg) Pharmakotherapie im Kindesalter, 4. neubearb. Aufl. Hans Marseille, München, S 123
140. Singer H (1988) Orchitis. In: Schweier P (Hrsg) Pharmakotherapie im Kindesalter, 4. neubearb. Aufl. Hans Marseille, München, S 711
141. Singer H (1988) Phimose. In: Schweier P (Hrsg) Pharmakotherapie im Kindesalter, 4. neubearb. Aufl. Hans Marseille München, S 749
142. Sitzmann FC (1986/1987) Keuchhustenerkrankung. Pädiatr Prax 34:100–101
143. Smith Kline Beecham (Hrsg) Kindliche Adipositas. Pädiatrie Forum 1/2:9
144. Staudt F (1988) Gingivostomatitis herpetica. In: Schweier P (Hrsg) Pharmakotherapie im Kindesalter, 4. neubearb. Aufl. Hans Marseille, München, S 357
145. Stehr K, Eberhardt W (1988) Herpes zoster. In: Schweier P (Hrsg) Pharmakotherapie im Kindesalter, 4. neubearb. Aufl. Hans Marseille, München, S 421
146. Stehr K, Eberhardt W (1988) Masern. In: Schweier P (Hrsg) Pharmakotherapie im Kindesalter, 4. neubearb. Aufl. Hans Marseille, München, S 618–822
147. Stehr K, Eberhardt W (1988) Mumps. In: Schweier P (Hrsg) Pharmakotherapie im Kindesalter, 4. neubearb. Aufl. Hans Marseille, München, S 661–663
148. Stehr K, Eberhardt W (1988) Röteln. In: Schweier P (Hrsg) Pharmakotherapie im Kindesalter, 4. neubearb. Aufl. Hans Marseille, München S 811–813
149. Stehr K, Eberhardt W (1988) Varizellen. In: Schweier P (Hrsg) Pharmakotherapie im Kindesalter, 4. neubearb. Aufl. Hans Marseille, München, S 927–928
150. Steinhausen-Kibler H (1991) Kleinkinder richtig ernährt. Kindergesundheit 3:4
151. Stern M (1990) Nahrungsmittelallergie im Kindesalter. Dtsch Ärztebl 87/33:A2480–A2481
152. Stickl H (1986/1987) Keuchhustenerkrankung. Pädiatr Prax 34:101–103
153. Stolecke H (1978) Physiologie und Pathologie der Pubertät. Pädiatr Prax 20:437–446
154. Straub E (1988) Harnwegsinfektion. In: Schweier P (Hrsg) Pharmakotherapie im Kindesalter, 4. neubearb. Aufl. Hans Marseille, München, S 400–407
155. Ströder J (1988) Über A-Streptokokken-Infekte im Kindesalter. Kinderarzt 19/6:750–759
156. Stur O (1988) Adipositas. In: Schweier P (Hrsg) Pharmakotherapie im Kindesalter, 4. neubearb. Aufl. Hans Marseille, München, S 6–12
157. Sturma J (1989) Psychotherapie und Erziehung. Kinderarzt 20/12:1779–1787
158. Südle E (1991) Jetzt sind die Tropen gleich nebenan. Eltern 10:230–235
159. Tausch R, Tausch A-M (1973) Erziehungspsychologie, 7. Aufl. Verlag für Psychologie, Hogrefe, Göttingen
160. Teller WM (1988) Struma. In: Schweier P (Hrsg) Pharmakotherapie im Kindesalter, 4. neubearb. Aufl. Hans Marseille, München, S 866–867
161. Terruhn V (1984) Die Bedeutung der vaginoskopischen Untersuchung in der kindergynäkologischen Praxis. Pädiatr Prax 30:473–488
162. Terruhn V (1988) Dysmenorrhoe. In: Schweier P (Hrsg) Pharmakotherapie im Kindesalter, 4. neubearb. Aufl. Hans Marseille, München, S 241–242
163. Theopold W, Koeberich R, Beckmann G et al. (1984) Vorsorgeuntersuchungen bei Kindern. Zentralinstitut für die kassenärztliche Versorgung in der BRD, Deutscher Ärzteverlag Köln
164. Ulmer HE (1988) Angeborene und erworbene Herzfehler im Kindesalter. Pädiatrie 1/1:13–21
165. Vojta V (1987) Zur Ätiologie von Haltungsschäden im Säuglingsalter. Kinderarzt 18/4:521–522

166. Warner JO, Götz M, Landau LJ et al. (1989) Management of Asthma: A consensus statement. Arch Dis Child 64/7:1065
167. Wehrhahn P (1986) Ohrspülung in der Kinderpraxis. Kinderarzt 17/8:1164
168. Wehrhahn P (1987) Zerumenentfernung in der Praxis. Pädiatr Prax 35:300–301
169. Weinmann VM (1988) Schlafstörungen. In: Schweier P (Hrsg) Pharmakotherapie im Kindesalter, 4. neubearb. Aufl. Hans Marseille, München, S 830–834
170. Wendt G (1984) Praxis der Vorsorge. Medizinische Verlagsgesellschaft, Marburg
171. Wenzel S (1990) Sexuelle Kontakte Jugendlicher – Probleme, Ängste, Zwänge. Korasion 5/2:17–22
172. Weyers H (1984) Die Variationsbreite des ersten Zahndruchbruchs in der Praxis. Kinderarzt 15/12:1593–1598
173. Wieck HH (Hrsg) (1980) Schlafstörungen – Diagnostik und Therapie in der Praxis. Perimed, Erlangen
174. Willital GH (1970) Definitive chirurgische Erstversorgung und ihre Indikation. Urban Schwarzenberg, München Berlin Wien
175. Willital GH (1985/1986) Akutes Abdomen im Kindesalter. Pädiatr Prax 32:455–470
176. Windorfer A (1980/1981) Dauer der Infektiosität von Masern und Windpocken. Pädiatr Prax 24:681–682
177. Wiskemann A (1988) Pruritus. In: Schweier P (Hrsg) Pharmakotherapie im Kindesalter, 4. neubearb. Aufl. Hans Marseille, München, S 782
178. Zabransky S (1990) Minderwuchs bei Kindern. TW Pädiatrie 3:422–444
179. Zwiauer K, Szvjatko E, Widhalm K (1989) Diätferien für übergewichtige Kinder und Jugendliche (I). Pädiatr Prax 39:7–12

Basis- und weiterführende Literatur

180. Aumeyer P, Holzmann H (1986) Lexikon der Dermatologie. Springer, Berlin Heidelberg New York
181. Braun RN (1986) Lehrbuch der Allgemeinmedizin. Verlag Kirchheim, Mainz
182. Braun RN, Mader FH, Danninger H (1990) Programmierte Diagnostik in der Allgemeinmedizin: 82 Handlungsanweisungen für den Hausarzt. Völlig neu bearb. 2. Aufl. Springer, Berlin Heidelberg New York Paris Tokyo
183. Braun-Falco O, Plewig G, Wolff HH (1984) Dermatologie und Venerologie, 3. neubearb. Aufl. Springer, Berlin Heidelberg New York Tokyo
184. Fanconi G, Wallgren A (1972) Lehrbuch der Pädiatrie. Schwabe & Co Verlag, Basel Stuttgart
185. Federspil P (1987) Moderne HNO-Therapie. Economed, Landsberg München
186. Glatzel H (1976) Ernährung, Ernährungskrankheiten, Appetitlosigkeit. Urban & Schwarzenberg, München Berlin Wien
187. Hellbrügge T, Lajosi F, Menara D et al. (1978) Münchner funktionelle Entwicklungsdiagnostik, 1. Lebensjahr. Urban & Schwarzenberg, München Wien Baltimore
188. Hellbrügge T (Hrsg) (1980) Neurokinesiologische Diagnostik nach der Konzeption von Vojta. Documenta Pädiatrica. Hansisches Verlagskontor, Lübeck
189. Hertl M (1977) Pädiatrische Differentialdiagnosen. Thieme, Stuttgart
190. Korting GW (1982) Hautkrankheiten bei Kindern und Jugendlichen. Schattauer, Stuttgart New York
191. Rossi R, Dobler G (1987) Notfall Taschenbuch für den Rettungsdienst. Verlagsgesellschaft Stumpf & Kossendey, Edewecht
192. Sigel A (1971) Lehrbuch der Kinderurologie. Thieme, Stuttgart
193. Steinhausen H-C (1988) Psychische Störungen bei Kindern und Jugendlichen. Urban & Schwarzenberg, München Wien Baltimore
194. Werner H, Ruppert V (1985) Praktische Allergiediagnostik. 4. Aufl. Thieme, Stuttgart New York
195. Zuppinger K (Hrsg) (1988) Berner Datenbuch der Pädiatrie. 3. vollst. bearb. u. erg. Aufl. Fischer, Stuttgart New York
196. Zündorf R (1989) Mit Neurodermitis leben. 6. Aufl. Haug, Heidelberg

Sachverzeichnis

Kursiv gedruckte Seitenzahlen weisen auf wichtige Textstellen hin.

F. Mader, H. Weißgerber

Allgemeinmedizin und Praxis

– Anleitung in Diagnostik und Therapie –
– Mit Fragen zur Facharztprüfung –

1993. XXII, 387 S. 111 Abb. 76 Tab. 47 Übersichten. 21 Farbbilder.
Geb. DM 98,–; öS 764,40; sFr 108,–. ISBN 3-540-56001-7

**Die rund 300 häufigsten Beratungsprobleme in der Allgemein-
praxis von Abszeß bis Zystitis**

- mit diagnostischen und therapeutischen Strategien
- mit wichtigen, abwendbar gefährlichen Verläufen
- mit Regeln für die Zusammenarbeit mit dem Spezialisten
- mit allen bewährten Medikamenten und vielen alternativen Konzepten
- mit über 200 Tabellen, Übersichten und Abbildungen, z. T. farbig
- mit Hunderten von Fragen zur Facharztprüfung
- mit der erstmaligen Verknüpfung von Praxisalltag und Berufstheorie

**Der neue Standard für Qualität und Qualifikation in der Allgemein-
medizin aus der Praxis**

- für den Facharzt von heute
- für den Facharzt von morgen

Das Konzept dieses Buches garantiert

- eine solide Wissensgrundlage zur Orientierung im Praxisalltag
- eine aktuelle Fortbildung für den Hausarzt
- eine didaktische Hilfe für den Jungarzt während der Weiterbildung
- ein überschaubares Repetitorium für den Facharztkandidaten

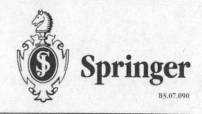

Preisänderung vorbehalten.

B3.07.090

R. N. Braun, F. H. Mader, H. Danninger

Programmierte Diagnostik in der Allgemeinmedizin

82 Handlungsanweisungen für den Hausarzt

1990. XI, 292 S. 13 Abb. 10 Tab. (Neue Allgemeinmedizin)
Brosch. DM 48,–; öS 374,30; sFr 53,–
ISBN 3-540-51958-0

Bei diesem Buch handelt es sich um die völlig neu bearbeitete Auflage des erfolgreichen Buches von R. N. Braun aus dem Jahre 1976. Die damals 87 „Handlungsanweisungen" (Programme) wurden auf 82 reduziert und gleichzeitig grundlegend überarbeitet und dem neuesten Stand der Medizin angepaßt.

Von der Allgemeinmedizin darf man nur das fordern, was tatsächlich verwirklicht werden kann. Das Buch hält sich daran. Es empfiehlt eine seit Jahrzehnten überprüfte Methode für die tägliche Diagnostik, mit deren Hilfe sich unter Praxisbedingungen auf hohem Niveau arbeiten läßt. Diese diagnostischen Standards sind Resultate der berufstheoretischen Praxisforschung. Die ersten wurden schon in den 50er Jahren veröffentlicht und haben sich in tausenden von Allgemeinpraxen täglich bewährt.

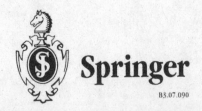

Preisänderung vorbehalten.   B3.07.090